Erminia Del Medico Piermattei

Propuesta de Tratamiento de Acupuntura para Equilibrar el Colágeno

Erminia Del Medico Piermattei

Propuesta de Tratamiento de Acupuntura para Equilibrar el Colágeno

Método para Curar Enfermedades Físicas

Editorial Académica Española

Imprint

Any brand names and product names mentioned in this book are subject to trademark, brand or patent protection and are trademarks or registered trademarks of their respective holders. The use of brand names, product names, common names, trade names, product descriptions etc. even without a particular marking in this work is in no way to be construed to mean that such names may be regarded as unrestricted in respect of trademark and brand protection legislation and could thus be used by anyone.

Cover image: www.ingimage.com

Publisher:
Editorial Académica Española
is a trademark of
International Book Market Service Ltd., member of OmniScriptum Publishing Group
17 Meldrum Street, Beau Bassin 71504, Mauritius

Printed at: see last page
ISBN: 978-620-2-25776-3

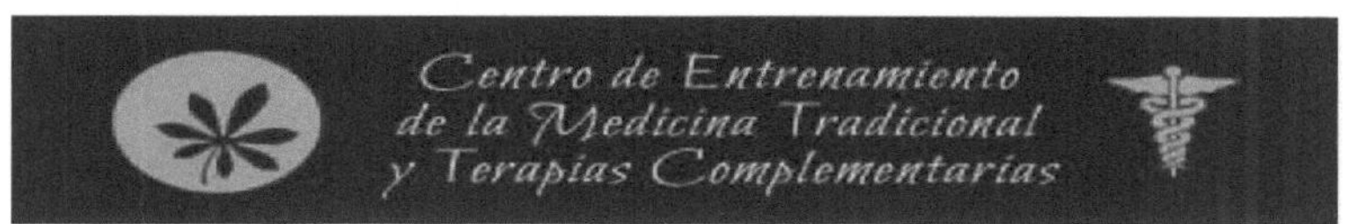

Propuesta de Tratamiento con Acupuntura para Equilibrar los Niveles de Colágeno en el Cuerpo, Como Método para Curar Enfermedades Físicas

Autora: Erminia Del Medico Piermattei

Centro De Entrenamiento De La Medicina Tradicional y Terapias Complementarias

11 de Noviembre del 2.017

Notas de la Autora:

Carrera de Medicina Tradicional China

Profesores Tutores: Sifu Soledad Yriza y Lic. Oswaldo Marchionda

Caracas - República Bolivariana de Venezuela

Este trabajo ha sido financiado por la misma autora

La correspondencia relacionada con esta investigación debe ser dirigida al

Contacto: erminiadelmedico@gmail.com

Dedicatoria

Simplemente…
A todos aquellos que tenemos colágeno en nuestro cuerpo

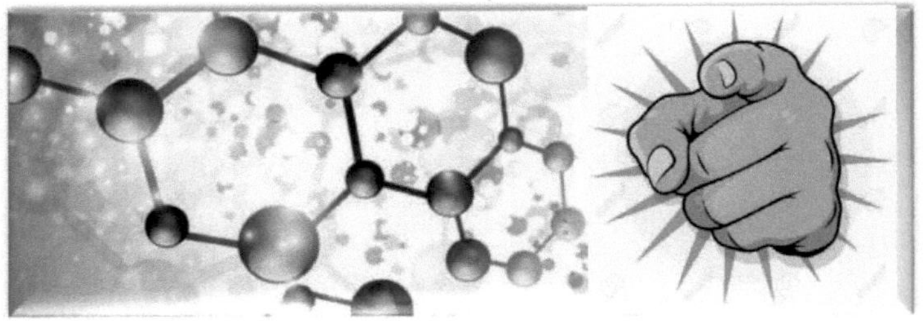

Agradecimientos

Agradezco a

Dios y mis ángeles custodios por acompañarme en todo lo que hago

Mi papá (QEPD) y a mi mamá por haberme dado la vida y ser pilares de mi fuerza de vida

Prof. Sifu Soledad Yriza por su dedicación amorosa a la enseñanza de la MTCH

Prof. Sifu José Kutos por su apoyo en la enseñanza y ser pilar de soporte de la Sifu Soledad

Prof. Oswaldo Marchionda por enseñarme el camino metodológico para llegar a la meta

Prof. Israel Carmona de la Fundación Europea de Medicina Tradicional China por su importante aporte a esta tesis

Mis compañeros de clases por su solidaridad durante la carrera

Los voluntarios que participaron valientemente para someter su energía a un experimento

y a mis adorados Rottweilers Duque y Akiz
por permitirme saber que para las mascotas también es importante equilibrar su colágeno

Resumen

Este trabajo es una propuesta de tratamiento con Acupuntura para distribuir el colágeno natural del cuerpo desde la zona más acumulada hacia las de menos acumulación para así mejorar la salud física. Se hizo estudio a 19 personas con el método propuesto y los resultados fueron muy satisfactorios. Se buscó información de otros estudios referentes a Acupuntura y colágeno para tratar enfermedades pero los resultados fueron estériles. Lo común es Acupuntura facial. En este sentido, esta propuesta de tratamiento es inédita y deja las puertas abiertas a nuevas investigaciones.

***Palabras Claves*:** Colágeno, Medicina Tradicional China, Acupuntura, Puntos Transmisores, Puntos Roé, Salud Física.

Abstract

This work is a proposal of treatment with Acupuncture to distribute the natural collagen of the body from the most accumulated zone to those of less accumulation in order to improve physical health. A study was made to 19 people with the proposed method and the results were very satisfactory. Information was sought from other studies regarding acupuncture and collagen to treat diseases but the results were sterile. The common thing is facial Acupuncture. In this sense, this treatment proposal is unprecedented and leaves the doors open to new research.

***Key Words*:** Collagen, Traditional Chinese Medicine, Acupuncture, Transmitting Points, Roé Points, Physical Health

Índice General

Introducción

La ciencia y las investigaciones en el ámbito de la salud no paran su evolución porque siempre surge algún nuevo reto o alguna nueva curiosidad del por qué algo es como es, pudiendo ser más fácil, más práctico o simplemente pudiendo ser distinto, siempre que aporte los beneficios necesarios.

En el ámbito de la salud, estos retos y curiosidades surgen porque quienes incurrimos en este medio, de una manera u otra, apostamos a la vida y trabajamos en función de ella para mantener y mejorar las condiciones de salud en los turbulentos tiempos que vivimos, donde la alimentación pasa a ser más procesada que natural, afectando el proceso biológico natural del cuerpo para producir, químicamente hablando, lo que necesita a partir de los nutrientes. Por otra parte, el estrés está a la orden del día afectando el equilibrio energético de la mente, y por lo tanto del resto del sistema corporal, o lo que en Medicina Tradicional China (MTCH) se conoce como uno de los Tres Tesoros: El Shen. El agotamiento o insuficiencia de cualquiera de ellos compromete a todo el organismo. (Yriza, 2010, p.601)

Una de las tantas cosas que se aprenden en el estudio de la Medicina Tradicional China (MTCH) es que si en alguna parte del organismo la energía (Qi) está en vacío, en alguna otra parte estará en plenitud. Si hay Yin, también hay Yang. Todo es relativo. Esa energía, como dice Nogueira (1993) es la responsable, en primera instancia, de cualquier cambio biológico.

También se aprende que hay unos puntos de acción especial llamados Puntos Roé o Maestros y otros puntos, los llamados Puntos Transmisores o Comandos, que son aquellos desde donde parte la fuerza electromagnética hacia otro grupo de puntos. La información más detallada sobre estos se profundizará en este trabajo porque forman parte esencial de la propuesta que ha motivado la elaboración de esta tesis.

La Medicina Tradicional China agrupa diversos modelos de tratamientos para atender las alteraciones de salud y ayudar al paciente a su restablecimiento natural. Entre los principales métodos tenemos: Acupuntura, Masaje Tuina, Auriculoterapia, Moxibustión, Ventosaterapia, Fitoterapia china, Chi Kung (o Qigong) y el Tai Chi Chuan

Nogueira (1993) afirma que la Acupuntura es una ciencia médica y como tal tiene su propia fisiología, anatomía, etiopatogenia, diagnóstico y tratamiento; es por ello que para la realización de la investigación de este trabajo, se usó principalmente la Acupuntura, aunque también se hizo uso de la Moxibustión y la Auriculoterapia de manera complementaria.

La Acupuntura concentra su filosofía de tratamiento en la aplicación de agujas en puntos energéticos del cuerpo, con una combinación estratégica y metódica de estos, según la patología a tratar, la historia clínica del paciente y la estrategia del terapeuta tratante.

La propuesta de esta tesis es una estrategia distinta de tratamiento en el ámbito de esta ciencia médica llamada Acupuntura, mediante la cual se hace una combinación específica en la introducción de las agujas, durante un ciclo definido de sesiones, para que ocurra una redistribución equilibrada de los niveles de colágeno natural producido por el cuerpo, desde las áreas de mayor concentración a las de menor concentración, ya que todo desequilibrio genera alteración de salud en el cuerpo, esto también se aprende en los estudios de la Medicina Tradicional China .

Durante la práctica, esta propuesta mostró resultados muy positivos al realizarla a 19 pacientes con diversas afecciones físicas de salud, durante 2 meses y medio ininterrumpidos.

Solo para efectos de este estudio, las personas con afecciones mentales importantes o con vicios tabáquicos, alcohólicos, etc. no fueron invitadas a participar ya que dichas alteraciones pueden cursar con un proceso emocional profundo cuyo tratamiento podría alejarse del objetivo de este trabajo y ocupar más tiempo del que fue programado. Para los tratamientos normales en el consultorio sí podría aplicarse este método pero habría que ir evaluando los resultados.

En la investigación que motivó este trabajo, y que aquí se presenta, se aborda principalmente la importancia y beneficios del colágeno como elemento de ayuda para que el cuerpo restablezca sus niveles energéticos para una condición física de salud mejorada y/o estabilizada.

Esta propuesta conlleva una metodología inédita de tratamiento dentro de la Medicina Tradicional China, para ayudar al cuerpo a distribuir el colágeno natural producido por sí mismo, para que se comparta desde las zonas de plenitud hacia las que estén en vacío y pueda existir un equilibrio sanador. Dicha metodología está sustentada en los fundamentos de la terapia sistémica llamada Constelaciones Familiares, creada por el alemán Bert Hellinger, donde existe una relación entre los miembros del sistema familiar (abuelos, padres e hijos) que interactúan bajo ciertas dinámicas que en muchos casos pueden ser limitantes para algún miembro de dicho sistema familiar. Esa misma familiaridad se observa en algunos tratamientos empleados por la Acupuntura a través del Sistema Wu Xing de la Medicina Tradicional China, el cual es el eje central y elemental del trabajo de esta medicina, donde también vemos dinámicas de abuelos, padres e hijos entre los elementos que ésta estudia, es decir, entre el Agua, Madera, Fuego, Tierra y Metal en su relación de Generación (Creación) y en su relación Ko (Control) que se explicarán más adelante en la investigación.

Para medir los resultados durante los 2,5 meses de estudio, se utilizó un equipo computarizado denominado Analizador Cuántico, ya que este, entre muchos de sus parámetros, evalúa los niveles de colágeno en los diversos sistemas del organismo. Esto permitió revisar los valores de esta importante proteína en el paciente, antes, durante y después de aplicar la metodología inédita, propuesta de esta tesis.

Este es un trabajo de investigación de tipo cuantitativo y científico y como está basado en una hipótesis, queda enmarcado dentro del paradigma positivista (cuantitativo) ya que el conocimiento vendrá dado a través del descubrimiento.

El desarrollo de este trabajo comprendió varias etapas: Encuestas públicas online, Encuestas a Médicos, Estudio de Casos, Evaluaciones de Salud con Analizador Cuántico, Análisis de Resultados Estadísticos y Conclusiones.

Todo ha sido organizado estructuralmente para esta presentación, en 5 partes o capítulos:

Capítulo I: Planteamiento del problema, justificación, la hipótesis, los objetivos.

Capítulo II: Marco teórico, antecedentes, la importancia del colágeno y encuestas.

Capítulo III: Marco metodológico, tipo de investigación, el procedimiento o método, los materiales utilizados.

Capítulo IV: Análisis de resultados estadísticos

Capítulo V: Conclusiones

Humildemente este es un trabajo que, por ahora, deja abierto el camino a nuevas curiosidades e investigaciones, basadas en los aportes que aquí se presentan como alternativa efectiva de ayuda a la hora de atender a pacientes con diversas afecciones de salud física.

Capítulo I

El Problema

Planteamiento Del Problema

Durante años el colágeno se ha comercializado principalmente para fines estéticos, incluso pareciera que su consumo se ha convertido más en una moda que en un elemento importante para la salud en general.

Lo que más conoce el público sobre el colágeno, son las bondades para la piel, los huesos y las articulaciones. Incluso con muchos médicos ocurre lo mismo, pues al parecer, la prescripción de esta proteína a sus pacientes, depende de su especialidad y en la mayoría de los casos ni siquiera es tomado en cuenta como parte del tratamiento que se le anota en el récipe.

Al parecer, este conocimiento de las bondades del colágeno en la salud y su importancia en el cuerpo, se queda corto en el ámbito de las ciencias para la salud.

Siendo el colágeno la proteína más importante producida por el cuerpo y siendo la piel el órgano más grande del mismo, pareciera lógico que su fama se impulsara en la parte estética y músculo-esquelética, ya que son las áreas del cuerpo donde hay más colágeno y además las que más se cuida debido a su exposición a factores externos, que unido a los años, le van haciendo perder cualidades.

Hasta hace aproximadamente 4 años, el colágeno era, para la autora de esta investigación, un sinónimo de piel bonita y sin arrugas, sin embargo, eso cambió por completo cuando conoció un equipo llamado Analizador Cuántico, el cual hace una evaluación general de salud, midiendo 39 parámetros en todos los niveles del organismo, sin que pueda considerarse definitivo, pero aporta unos resultados muy amplios en cuanto a ciertas alteraciones de las cargas electromagnéticas que deben tener cada órgano/víscera, y su función específica en el cuerpo para mantenerse sanas. Si algún resultado está alterado, obviamente alguna función corporal no está funcionando de manera adecuada.

Fue todo un descubrimiento al darse cuenta que el equipo desglosa los resultados del colágeno en 14 funcionalidades diferentes, correspondientes a los diversos sistemas que nutren, mueven y energizan el cuerpo, es decir, hubo comprensión de que el colágeno no era solo para tener una piel tersa y bonita o huesos y articulaciones sanas sino que la salud en general está muy relacionada con el colágeno, la proteína más importante del cuerpo.

Ante semejante hallazgo, se iniciaron algunas investigaciones por internet para tener más información del colágeno, y en efecto está en el tejido conectivo del cuerpo, es decir, está en el tejido que le da estructura al cuerpo en general y que además no hay una célula donde no exista colágeno, sin embargo, por lo observado en las diversas evaluaciones con el Analizador Cuántico, los niveles de colágeno que aparecen en deficiencia, están relacionados con algunas alteraciones de salud. Todo esto quiere decir, con humilde interpretación y sin tener un amplio conocimiento médico ni científico, que el colágeno es el lubricante del cuerpo y en caso de alguna deficiencia, el cuerpo se verá en serias dificultades para funcionar adecuadamente.

El mismo Analizador Cuántico aporta algunas recomendaciones nutricionales como fuentes para ingerir el colágeno, entre los cuales menciona: La piel del pollo, paticas de pollo, cartílagos de huesos y paticas de cerdo. Todos estos elementos alimenticios han sido ampliamente identificados como grasa dañina o colesterol malo, pero si lo que se estaba descubriendo en este aprendizaje es cierto, significa que todo eso es un falso mito, ya que si eso fuese cierto, los médicos no recomendarían la sopa de paticas de pollo para subir el sistema inmunológico, especialmente en casos de Sika, Chikunguya, etc.

Justamente uno de los 14 parámetros que mide el Analizador Cuántico para el colágeno es la cantidad de esta proteína en el Sistema Inmunológico, de manera que si esto es así, al igual que en otros parámetros, es lógico comprender que el tomar colágeno en alguna de sus formas, bien sea alimenticias o farmacológicas, es directamente proporcional a la mejora de salud ya que participa en el Sistema Inmune que es el sistema de defensa del cuerpo.

La curiosidad no se hizo esperar, se empezó a experimentar de manera personal y en pacientes; todos los resultados fueron altamente satisfactorios, por lo que se reafirmó la convicción de que el colágeno es fuente de salud y así se ha podido confirmar a medida que se profundizó en la investigación para este trabajo.

El reto está en ayudar al cuerpo a su producción natural y/o equilibrar los niveles de colágeno, distribuyéndolo desde las zonas con mayor acumulación hacia las de menos acumulación.

Cuando se analiza en detalle la historia clínica del paciente y proyectamos esa información hacia los diversos elementos del Sistema Wu Xing, según su correspondencia en Agua, Madera, Fuego, Tierra o Metal, se aprecia que uno o más de estos elementos están menos afectados que otros, es decir, están más libre de alteraciones que otros ante las diversas afecciones de salud que tuvo el paciente durante su vida. Esto podría estar indicando que ese elemento, muy posiblemente está mejor dotado en su estructura orgánica, vísceral y bioquímica, con respecto a los demás elementos, por lo que seguramente el colágeno está contenido en mejores proporciones que en otras áreas del cuerpo y este es el que se puede redistribuir hacia las demás áreas.

Para esto se ha hecho esta investigación de manera metódica y disciplinada, para intentar demostrar que la Medicina Tradicional China, a través de la Acupuntura, es capaz de lograr que el cuerpo redistribuya equilibradamente sus niveles de colágeno natural y mejorar así la salud del paciente.

Justificación

Según Dios (2011) un sistema es un conjunto de partes o elementos organizados y relacionados que interactúan entre sí para lograr un objetivo. Además indica que ningún sistema puede existir aislado completamente y siempre tendrá factores externos que lo rodean y pueden afectarlo.

Si esto es así, es lógico entender que si el cuerpo es un sistema complejo integrado por diversos sistemas y subsistemas internos que lo ordenan, lo estructuran, lo dinamizan y lo mantienen vivo, es porque todos estos están relacionados e interactúan entre sí. Ninguno está aislado ni puede actuar fuera de esa integración, por lo que un desequilibrio en unos de sus sistemas, seguramente terminará afectando a otro sistema, haciendo que una enfermedad pueda extenderse o expandirse.

En este sentido es que se hace necesario e importante divulgar la información de esta proteína llamada Colágeno, que además es la más importante del sistema y subsistema corporal, y su relación con la mejoría de la salud física en general. La autora de este trabajo insiste que simplemente relacionar el colágeno con la parte estética o músculo esquelética, es subvalorar sus alcances y su importancia en la salud física. Lamentablemente la ciencia médica lleva muchas generaciones cometiendo ese error.

En los sistemas familiares ocurre igual, los miembros se interrelacionan entre sí y sus dinámicas, especialmente ancestrales, le dan forma y sentido a ese sistema, tal como el colágeno lo hace en el cuerpo, pues une a todos los componentes.

La Medicina Tradicional China, a través de la Acupuntura, no escapa de estos conceptos y también fundamenta su filosofía en un sistema llamado Wu Xing o Teoría de los Cinco Elementos, en el cual interactúan los 5 elementos de la naturaleza (Agua, Madera, Fuego, Tierra y Metal) de manera similar a la familiar, pues existe una relación madre-hijo entre ellos (Ciclo de Generación o Sheng) y una relación abuelo-nieto (Ciclo de Control o Ke)

En el Ciclo de Generación, cada elemento es madre del siguiente ya que nutre el crecimiento y desarrollo del elemento siguiente: Agua > Madera > Fuego > Tierra > Metal > Agua (Fig. 1)

En el Ciclo de Control, cada elemento es controlado por otro con el fin de mantener orden en el sistema: Agua > Fuego > Metal > Madera > Tierra > Agua (Fig. 2)

Si estos ciclos alteran su secuencia, aparece el desequilibrio y por tanto la enfermedad.

Sistema Wu Xing o Ley de los 5 Elementos

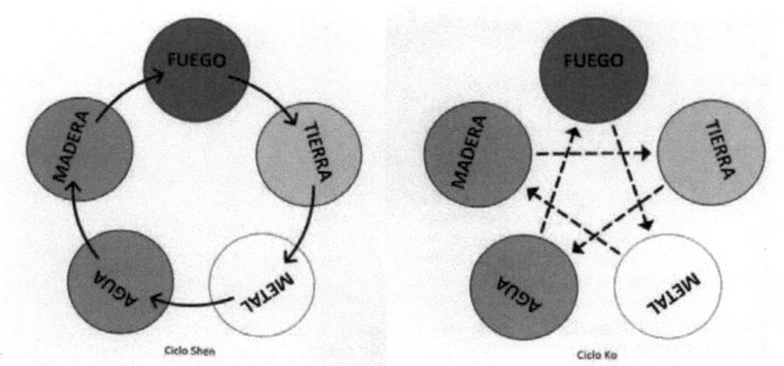

Figura 1 *Figura 2*

Fuente: Galería de imágenes de la autora

Cada uno de estos elementos son subsistemas del sistema corporal, que se ordenan en La Rueda de los Elementos, dentro de los cuales hay un órgano (yin) y una víscera (yang) en una relación esposo-esposa (Fig. 3)

Si hay órganos y hay vísceras, también hay colágeno porque es la proteína que les da estructura y cohesión.

Todos los órganos y vísceras tienen un canal energético llamado meridiano, a través de los cuales hay una cantidad específica de puntos energéticos que son usados por la Acupuntura para introducir las agujas. Algunos de esos puntos tienen acción especial para ayudar a potenciar o reforzar los tratamientos y mejorar la condición de salud del paciente.

Rueda de los Elementos

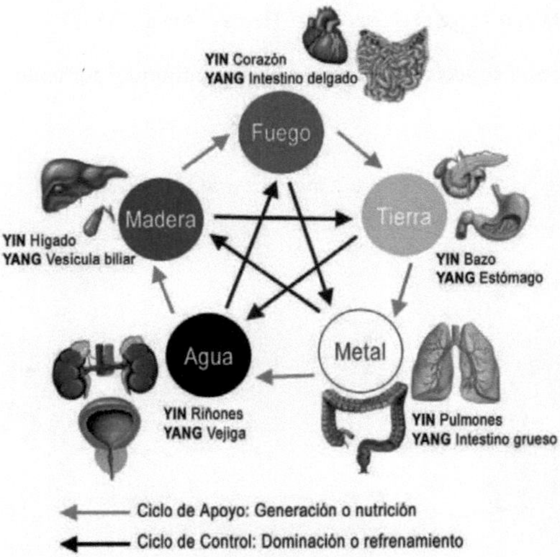

Figura 3

Fuente: http://huertassara.wixsite.com/medicinaintegrativa/blog

Cada uno de los elementos contiene, a su vez, a los demás elementos en un subsistema, es decir, el elemento Agua también tiene Madera, Fuego, Tierra, Metal y su propia agua; el elemento Fuego tiene Tierra, Metal, Agua, Madera y su propio Fuego; y así sucesivamente.

Los puntos energéticos de este último subsistema se conocen como Puntos Shu Antiguos (Fig. 4), los cuales van a permitir que la energía, según la estrategia de tratamiento del terapeuta, sea tonificada, sedada o compartida al resto del sistema a través de unos puntos especiales denominados “Puntos Transmisores”.

Estos últimos puntos (Transmisores) junto con otros llamados Puntos Roé o Maestros, son la base fundamental de la estrategia de tratamiento propuesto en este trabajo de tesis, del cual se ampliará la información en el Marco Teórico.

La autora encuentra relación del sistema Wu Xing con el sistema familiar, pues hay una similitud con los genes en un sistema familiar, en donde todos los miembros tienen genes comunes a los demás.

Puntos Shu Antiguos- Ley de los Cinco Elementos

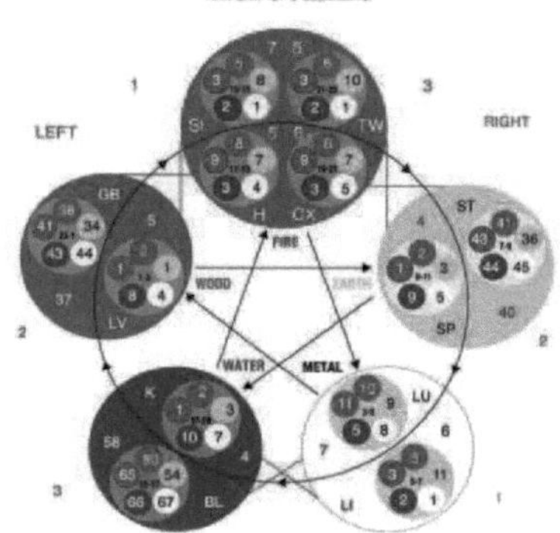

Fig. 4

Fuente: http://www.serenidad.ec/wp-content/uploads/2015/05/5-elements.jpg

El Wu Xing es un sistema complejo y muy completo que aporta mucha información para los tratamientos, desde el punto de vista yin, yang, emocional, plenitudes, vacíos, sonidos, horarios de funcionalidad, sabores, olores, clima, alimentos, etc. pero para efectos de este trabajo, será suficiente con la información aportada.

Objetivos

Objetivo General

Proponer y demostrar la efectividad de un modelo de tratamiento de acupuntura basado en la redistribución del colágeno producido naturalmente en el cuerpo, como método de mejoría para las alteraciones de salud física.

Objetivos Específicos

- ✓ Aportar un protocolo de tratamiento con Acupuntura, basado en el uso de los Puntos Transmisores y Puntos Roé para mejorar la salud física.
- ✓ Verificar si el uso de los Puntos Transmisores y Puntos Roé ayudan a redistribuir el colágeno natural en el cuerpo para mejorar la salud física.
- ✓ Usar menor cantidad de agujas en el tratamiento de Acupuntura, manteniendo la efectividad de los resultados de sanación ya conocidos con otros protocolos de efectividad comprobada con esta ciencia.
- ✓ Demostrar la importancia del colágeno como elemento de tratamiento para la mejoría de la salud, más allá de la estética.
- ✓ Dejar un precedente para nuevas investigaciones sobre los beneficios del colágeno y sus aportes como método de tratamiento para mejorar alteraciones de salud.

La Hipótesis

- ✓ Si el colágeno es parte fundamental de todos los órganos y vísceras, además de todas las estructuras del cuerpo, quiere decir que su carencia puede ser causante de desequilibrios de salud.
- ✓ Si se logra redistribuir el colágeno natural del cuerpo a través de un tratamiento metódico con Acupuntura, puede mejorar el equilibrio energético y por ende la salud.

Capítulo II

Marco Teórico

Antecedentes

En el ámbito de la Medicina Tradicional China, la búsqueda de información relacionada a los beneficios de la Acupuntura con respecto al colágeno en el cuerpo y su influencia en la mejoría de la salud, que permitiera nutrir este trabajo con experiencias similares, ha sido infértil. Lo más aproximado es lo relativo a los beneficios de la Acupuntura facial o cosmética para la mejora de la tersura de la piel y disminución de líneas de expresión, como en efecto lo refiere Gómez (2010) cuando escribió: *"La aplicación de la acupuntura estimula el sistema nervioso y el cerebro, aumentando la circulación local. Esto neutraliza los radicales libres, disminuyendo la inflamación, propiciando el aumento de colágeno que comienza a reparar la piel dañada. La arruga se reduce y la piel se regenera."*

En el ámbito de la ciencia médica, existen estudios de los beneficios del colágeno para la artrosis, músculos y articulaciones, sin embargo, la salud abarca un amplio abanico de factores tratados por diversos especialistas médicos, quienes parecieran estar al margen de las bondades del colágeno como elemento de tratamiento en diversas enfermedades o aun no tienen el suficiente sustento científico que les permita confiar más en los resultados.

Por otra parte, el valioso aporte del profesor Israel Carmona, tutor en el Máster en Medicina China Integrativa, Trastornos de la Fertilidad, de la Fundación Europea de Medicina Tradicional China, que gentilmente hizo llegar un estudio donde se puede apreciar una investigación, no relacionada con la Medicina Tradicional China, en la cual varios médicos en China experimentaron con fibras de colágeno para regenerar el útero en ratas. El título de dicho estudio es Regeneration of Uterine Horns in Rats Using Collagen Scaffolds Loaded with Human Embryonic Stem Cell-Derived Endometrium-Like Cells.

En esa investigación (Tianran, et al 2014) concluyeron lo siguiente:

Versión original en inglés:

In conclusion, we developed a co-culture system to generate endometrium-like cells efficiently from hESC line, NJGLLhES1, and we demonstrated that these cells along with collagen scaffolds could notably retrieve the structure and function of uterine horns in a rat model of severe uterine damage. Thus, the differentiation protocol presented in this study will be useful in further studies of human endometrial development, as well as for potential cell-replacement therapy of injured uteruses in the future.

Versión traducida al español:

En conclusión, desarrollamos un sistema de cocultivo para generar células endometriales de manera eficiente de la línea hESC, NJGLLhES1, y demostramos que a lo largo de estas células con fibras de colágeno podría recuperar notablemente la estructura y función de los cuellos uterinos en un modelo de rata con severo daño de útero. Por lo tanto, el protocolo de diferenciación presentado en este estudio será útil en el desarrollo de más estudios de endometrio humano, así como para terapias del potencial reemplazo de células de úteros lesionados en el futuro.

La empresa española Colnatur, Especialistas en Colágeno explica en su página web que uno de los argumentos más utilizados en contra del uso terapéutico del colágeno oral es la estructura molecular del colágeno tisular o nativo (tal como se encuentra en los tejidos animales), molécula muy larga y compleja, prácticamente indigerible por el aparato digestivo humano (https://www.colnatur.com/profesionales/respuesta-a-preguntas-clave/#1-el-colageno-es-asimilable)

Para contrarrestar el hecho de que el colágeno es una molécula larga y compleja, y por tanto de difícil digestión si es consumido como complemento alimenticio, los científicos descubrieron que con el proceso de hidrólisis (descomposición con agua como reactivo), podían obtener un colágeno hidrolizado. Gracias a este proceso de hidrolización es posible que sea muy asimilable por el organismo y por lo tanto se pueden aprovechar todas sus ventajas y beneficios. (https://www.acidohialuronico.org/tomar-colageno-hidrolizado/)

Continuando con el trabajo de Colnatur, Especialistas en Colágeno, ellos han publicado diversos estudios científicos, realizados en varios países, sobre los beneficios de este colágeno hidrolizado (https://www.colnatur.com/profesionales/estudios-cientificos/) Alguno de ellos son:

- ✓ Sobre tejido cartilaginoso
- ✓ Sobre tejido óseo
- ✓ Sobre tejido dérmico
- ✓ Sobre articulaciones
- ✓ Sobre Ligamentos y Tendones

- ✓ En la Fibromialgia

De acuerdo a todo lo investigado para llevar adelante este trabajo de grado, se puede inferir que los científicos están estudiando los alcances y beneficios del colágeno, más allá de lo estético, y seguramente en un futuro cercano podremos tener información cierta y confirmada, desde el punto de vista científico, sobre los beneficios del colágeno para la recuperación de la salud física, que podría alcanzar también a la salud mental, pues en el cerebro también hay colágeno porque hay células.

Soteras (2016) afirma que el potencial del colágeno todavía no se ha sometido a suficientes estudios como para constatar una evidencia científica.

Dentro de los antecedentes referidos al colágeno y sus beneficios para la salud, vale la pena resaltar los aportes que ha hecho en esta materia la Licenciada en Ciencias Químicas y Dietista, Licenciada Ana María Lajusticia, quien actualmente tiene 92 años, hoy día considerada como la profeta del Magnesio.

Ella ha sido una estudiosa del *Magnesio para* que el cuerpo pueda *producir colágeno* y de esta manera *mejorar la salud.*

En una entrevista publicada por Jordan (2013), ella explica que su salud estuvo seriamente afectada por la artrosis y otras alteraciones, incluso, durante 21 años usó un corset para poder estabilizar su columna.

En sus investigaciones como especialista en Ciencias Químicas y alimenticias descubrió un librito de unos jesuitas franceses que decían que el Magnesio era muy importante para la salud, por lo que empezó a tomarlo y además a consumir más proteínas en las comida. Con este cambio, su salud mejoró, a tal punto que 3 años después pudo quitarse el corset.

Ella asegura que el colágeno representa el 38% de las proteínas del cuerpo y el Magnesio es fundamental para la síntesis de las proteínas y para formar colágeno, que es el componente principal de tendones, cartílagos, huesos, encías, paredes de los vasos sanguíneos, etc.

La Lic. Lajusticia dijo que el organismo necesita tres elementos para formar colágeno: Proteína, vitamina C y Magnesio. Este último se puede obtener en la semilla del cacao y el chocolate negro puro (https://www.clarin.com/buena-vida/salud/magnesio-curo-artrosis-clave-salud_0_rkwUkiMiPml.html)

Las investigaciones continúan, por ahora estas fueron las únicas referencias obtenidas con respecto a los beneficios del colágeno para la salud. Definitivamente es un tema que se sigue explorando por el mundo científico. En la Medicina Tradicional China tal vez se están dando los primeros pasos con este trabajo de fin de grado, y es por esto que el tema pasa a ser inédito en esta medicina ancestral y servirá de base para nuevas investigaciones que permitan conocer mejores detalles de la relación entre la Acupuntura y el colágeno para recuperar la salud.

Nacimiento De La Propuesta

Teniendo en cuenta los conocimientos de la autora de este trabajo en cuanto a la terapia sistémica denominada Constelaciones Familiares de Bert Hellinger, se encontró una relación equivalente con el Sistema Wu Xing, que es pilar fundamental de la Acupuntura en Medicina Tradicional China, y los Puntos Transmisores. En ambos sistemas interactúan las relaciones entre abuelos, madres e hijos, esposo-esposa, donde existen situaciones de vacíos, plenitudes, yin y yang, y donde todo es relativo. Los "Puntos Transmisores" se asemejan a esas situaciones que se transmiten de una generación a otra o de un grupo de personas a otras del sistema familiar.

Fue interesante, y lo sigue siendo, indagar en torno a la relación de los elementos de la Medicina Tradicional China, es decir, agua, madera, fuego, tierra y metal con respecto a la salud del cuerpo, bajo una mirada sistémica.

Cuando los terapeutas Consteladores Familiares atienden los casos, se presta atención a la(s) dinámica(s) de cómo los miembros del sistema familiar y ancestral, interactúan entre sí. Esto con el fin de buscar la fuerza de dicho sistema, que le permita al consultante empoderarse desde la fuerza de su sistema, para salir adelante y mejorar su condición actual.

Cuando se analiza la historia clínica de un paciente, desde el punto de vista de la Acupuntura y dentro del Sistema Wu Xing, se puede apreciar las alteraciones de salud, recientes o no, su correspondencia en cada elemento y el cómo interactúa esa alteración dentro de su sistema de salud.

Generalmente unos elementos están más afectados que otros o se han visto afectados con más incidencias a lo largo de su historia de vida. Los que están menos afectados o sin ningún tipo de alteración, pueden representar "la fuerza o elemento fuerte", el cual le permitirá al paciente empoderar su salud. Tal como ocurre en los sistemas familiares, bajo la visión de las Constelaciones Familiares.

La pregunta que desató la curiosidad fue "¿Si el Wu Xing fuese una Constelación Familiar, de dónde se puede tomar la fuerza para mejorar la condición del paciente, tomando como base la sabiduría de la Medicina Tradicional China?

Por otra parte, existió la correlación de todo este análisis con el colágeno, pues en todos los sistemas hay algo que los une y consolida como sistema. El colágeno en el cuerpo es justamente ese algo que une todas las estructuras y las consolida, es decir, es sumamente importante para el cuerpo y la salud, Es Fuerte!!!

La satisfactoria experiencia personal de la autora con el consumo del colágeno, así como en otras personas, e incluso con su mascota, permitió convertir esta información en oportunidad para investigar más sobre esta proteína tan importante y proponerlo como tema del trabajo final para la formación como médico en Medicina Tradicional China.

Tenía todo lo necesario para investigar: La disponibilidad, el interés, la motivación, la gente, las agujas y un equipo computarizado que permitiera medir resultados de la evolución del tratamiento durante las prácticas: El Analizador Cuántico, del cual se detalla información más adelante.

La posibilidad de descubrir de qué manera la Medicina Tradicional China, a través de la Acupuntura, podía aportar algo en beneficio del colágeno natural para mejorar la salud, había comenzado a tener forma dando por resultado este trabajo.

Obviamente esto es una investigación inmensa que requerirá de especialistas y equipos de mayor nivel tecnológico para hacer estudios más profundos. Humildemente se deja abierta la posibilidad para que otra persona pueda seguir indagando sobre este tema. Por ahora es solo un aporte para que en un futuro cercano pueda ser profundizado por científicos especialistas en la materia y puedan mejorar lo que aquí se plantea como una opción de tratamiento.

El Colágeno

¿Qué es el Colágeno?

Soteras (2016) afirma que el colágeno es la proteína más abundante de nuestro cuerpo, supone un 25% de las proteínas de los mamíferos, y un componente esencial de los tejidos como la piel, huesos, ligamentos, tendones, cartílagos, menisco, discos intervertebrales, etc.

El colágeno (https://www.elcolageno.com/#que-es-el-colageno) es una proteína que se encuentra en el cuerpo de todos los animales. Es la más abundante en el organismo humano y forma parte de todos sus músculos y huesos. (…) es la sustancia que sustenta el "armazón" de nuestro organismo. Es como el adhesivo que mantiene unidas a las diferentes estructuras y las dota de forma sólida y resistente.

Conforma el 80 % de los tejidos conectivos del cuerpo y el 7 % de su peso. No obstante, su presencia no es igual durante toda la vida y, mientras en los recién nacidos es muy abundante, en los adultos lo es algo menos. La ciencia ha demostrado, además, que a partir de los 25 años se pierde un 1,5 % de colágeno al año.

En la piel, es un componente fundamental y representa el 70 % de su peso total. En los cartílagos, el porcentaje es de más del 65 %, mientras que en los músculos también es un componente mayoritario. De entre los lugares en donde menor porcentaje se encuentra se puede citar los pulmones (10 %) y el hígado (4 %)

Es una proteína que sólo puede ser sintetizada por el organismo de los animales. Es cierto que existen plantas y sustancias cuya ingesta puede estimular la producción de colágeno del organismo; sin embargo, ningún organismo vegetal lo tendrá ni lo podrá sintetizar. (https://www.elcolageno.com/beneficios-del-colageno)

Funciones del Colágeno

En la página web antes citada encontramos de manera resumida alguna de sus funciones en ciertas partes del cuerpo:

- ✓ En los huesos: El colágeno se mezcla con los cristales de calcio y hace que ganen en resistencia y solidez.

- ✓ En los cartílagos: En estas partes del cuerpo, el colágeno crea estructuras con una alta concentración molecular capaces de absorber golpes de gran intensidad. Para configurar estas formaciones, se mezcla con unas sustancias del organismo presentes en los cartílagos denominadas condroitina y glucosamina.
- ✓ En los tendones y ligamentos: Se asocia también con la proteína denominada condroitina para crear estructuras que sean resistentes, a la par que elásticas.
- ✓ En la piel: Aquí guarda una especial relación con dos sustancias importantes en este órgano, como son la elastina y con la queratina. La unión de estos elementos hace que la piel sea fuerte, resistente y elástica; así como que tenga vello o uñas.
- ✓ En el ojo: El colágeno se distribuye de una forma muy fina en la córnea, una membrana transparente de este órgano que permite el paso de la luz.

Tipos de Colágeno

La mayoría de los tipos de colágeno en el cuerpo tienen dos funciones primordiales: la de dotar de resistencia y de capacidad de estiramiento a las partes del cuerpo en las que se ubican.

Dependiendo de la zona o del tejido donde se ubique, adoptará un comportamiento diferente.

Se conocen los siguientes tipos (https://www.elcolageno.com/tipos-de-colageno):

- ✓ Tipo I: Está presente sobre todo en los huesos, en la piel, en la córnea y en los tendones. Tiene un tamaño de aproximadamente la millonésima parte de un milímetro y se presenta en forma de fibra con estrías. Éstas, se agrupan y forman cadenas cuyas principales funciones son el dotar a un organismo de capacidad de estiramiento y resistencia.
- ✓ Tipo II: Se encuentra fundamentalmente en los cartílagos, aunque también en determinadas estructuras de los embriones. Sus dimensiones son similares a las del

colágeno de Tipo I, así como su forma, también alargada. Sus principales funciones son las de otorgar resistencia a estos tejidos, así como la de realizar presión de forma intermitente.

- ✓ Tipo III: Es propio de los tejidos de los músculos, así como de las venas, la piel y varias glándulas del cuerpo. Mide aproximadamente dos veces más que el colágeno de tipo I y II y su principal función es la de sujetar a varios órganos del cuerpo.
- ✓ Tipo IV: Forma parte de las membranas de un tipo de células muy presentes en la piel. Su función en este órgano es la de darle sostén y capacidad de filtrar diversas sustancias.
- ✓ Tipo V: Está presente en la mayor parte de los tejidos situados en el interior, sobre todo en los que recubren varios elementos funcionales del cuerpo, como son los órganos. Su misión es la de dar a estas partes del cuerpo la facultad de estirarse y resistir todo tipo de factores.
- ✓ Tipo VI: Se encuentra prácticamente en las mismas partes que las del tipo VI, aunque, en este caso, su función es la de ayudar a las células a las que se fijen en el punto donde lo requieran para cumplir su función.
- ✓ Tipo VII: Está ubicado principalmente en la lámina basal, la cual es una estructura del cuerpo cuya función es la de servir de separación entre los diferentes componentes del cuerpo, como puede ser las fibras musculares del tejido de la piel. La función de esta proteína es la de hacer la lámina basal resistente y elástica.
- ✓ Tipo VIII: Está situada en el interior de las células endoteliales, las cuales se encargan de recubrir los vasos sanguíneos y los capilares. Les otorga resistencia y capacidad de estirarse.

- ✓ Tipo XIX: Su presencia es determinante en los cartílagos de las articulaciones. Da capacidad de resistencia a estos tejidos, así como capacidad para aguantar presión intermitente.
- ✓ Tipo X: Está presente en dos tipos de cartílagos denominados hipertrofiado y mineralizado. Contribuye a darlos resistencia y elasticidad.
- ✓ Tipo XI: También ubicado en los cartílagos. Suele combinarse con los de tipo II y X para dotar de una mayor elasticidad y dureza a estas estructuras.
- ✓ Tipo XII: Está presente en los tendones y en los ligamentos, dos partes del organismo sometidas a elevada tensión. Interactúa con el colágeno de los tipos I y III para dotar a estas estructuras de fuerza, elasticidad y capacidad de sujeción.
- ✓ Tipo XIII: Son importantes para dotar de resistencia a las membranas celulares, a las cuales hacen ganar en vigor y en capacidad de extenderse.
- ✓ Tipo XIV: Está presente en la médula ósea y en la placenta. A esta última contribuye a otorgarle consistencia.
- ✓ Tipo XV: Se puede encontrar en los embriones y en varias estructuras que están alrededor de ellos, a las cuales otorga fuerza.
- ✓ Tipo XVI: Es un tipo de colágeno que se ubica en varios músculos del cuerpo animal y que interactúa fundamentalmente con el de tipo I para conseguir que tengan capacidad de resistencia, así como elasticidad.
- ✓ Tipo XVII: Es un importante componente de la membrana celular que contribuye a hacerla más resistente.
- ✓ Tipo XVIII: Se puede encontrar en zonas como la piel y los vasos sanguíneos; a los cuales hace más fuertes.

- ✓ Tipo XIX: Está presente en determinados tejidos conectivos, así como en el hígado, un órgano que cuenta con tan sólo un 4 % de colágeno, siendo una de las zonas del cuerpo con menor porcentaje de esta proteína.
- ✓ Tipo XX: Está ubicado en los tendones, en la córnea y en los cartílagos, a los cuales dota de capacidad de resistencia.
- ✓ Tipo XXI: Su función es la de dar capacidad de estiramiento y resistencia a las zonas donde se encuentra. ¿Cuáles son éstas? El corazón, las encías o los huesos, entre otras.

El Colágeno Hidrolizado

Es igual que la proteína más común del cuerpo humano solo que a diferencia del colágeno natural pasa por un proceso de hidrólisis, es un colágeno comercial producido para ser consumido. Este consiste en miniaturizar sus moléculas para facilitar la distribución y venta de suplementos. Gracias a este proceso de hidrolización es posible que sea muy asimilable por el organismo y por lo tanto podamos disfrutar de todas sus ventajas y beneficios. (https://www.acidohialuronico.org/tomar-colageno-hidrolizado/)

Su extracción es realizada a partir de fuentes animales. Los más comunes son el colágeno marino y el porcino. Una vez que se tiene la masa principal, fuente rica colaginosa pasa por hidrólisis. Este proceso es utilizado para muchos productos alimenticios. Es seguro y mantiene las propiedades.

Su funcionamiento consiste en reducir el peso molecular a tan solo 4.000 Da, algo que hace que las moléculas tengan un tamaño ideal para que el cuerpo humano pueda aprovecharlo mejor.

Al igual que el colágeno natural, este también se clasifica en 21 tipos. Su nomenclatura es colágeno hidrolizado tipo I, II, III hasta llegar al XXI (veintiuno)

Para una buena salud hay que restablecer los niveles en el organismo y para ello existen tres tipos diferentes de colágeno que se pueden utilizar:

1. Orgánico: Es el colágeno natural que produce el cuerpo
2. Marino: Proveniente de peces y animales marinos. En ocasiones se utilizan las escamas, la piel o los cartílagos de tiburón como fuente rica en estas proteínas.
3. Porcino: Es producido a partir de los tejidos colaginosos del cerdo. Dependiendo de la marca utiliza partes de tejidos blandos o huesos.

El Colágeno hidrolizado es marino o porcino. Es idéntico a los mencionados solo que ha sufrido el proceso de hidrólisis.

Beneficios del Colágeno

En https://www.elcolageno.com/beneficios-del-colageno indican que todo lo que sea mantener unos niveles óptimos de esta proteína será positivo para el cuerpo humano y citan 12 beneficios:

1. Dota de capacidad de resistencia, elasticidad e integridad a las diferentes partes del cuerpo donde se ubica.
2. Contribuye a sostener los órganos, la piel, los cartílagos y los tendones.
3. Ayuda a mantener a las células de determinadas partes del cuerpo ancladas a ellas.
4. Contribuye a transmitir la luz a través de la córnea.
5. Tiene un papel esencial en la transmisión de fuerza de los músculos.
6. En partes como las articulaciones, ayuda a paliar el dolor y la inflamación.
7. Una persona con un nivel óptimo de colágeno sufrirá menos dolores musculares y de articulaciones.

8. La abundancia de esta proteína garantizará el tener unos huesos fuertes y con menos riesgo de quebrarse.
9. El colágeno hará que las uñas y el pelo crezcan más fuertes y sanos.
10. Esta proteína también ayuda al organismo a recuperarse después del ejercicio. Su presencia abundante en los músculos hará que adquieran de una mejor forma tono muscular y sean menos susceptibles de sufrir daños.
11. Su refuerzo de las estructuras de la piel es fundamental para cicatrizar heridas y reparar los daños en los tejidos.
12. Como proteína vertebradora de las diferentes estructuras del cuerpo, ayuda a mantener firme la piel. También actúa de nutriente, por lo que consigue que adquiera un buen estado.

La comunidad científica está de acuerdo en un punto, como es en que a partir de los 25 años el cuerpo humano pierde aproximadamente un 1,5 % de colágeno anualmente. De ahí que, sobre todo a partir de cierta edad, sea interesante seguir una dieta rica en productos que estimulen la producción de esta proteína. Eso nos hará estar más sanos y, desde luego, más fuertes.

Fuentes de Colágeno

Hay un aspecto importante y es que el colágeno es una proteína que sólo puede ser sintetizada por el organismo de los animales. Es cierto que existen plantas y sustancias cuya ingesta puede estimular la producción de colágeno del organismo; sin embargo, ningún organismo vegetal lo tendrá ni lo podrá sintetizar. (https://www.elcolageno.com/beneficios-del-colageno)

En la página http://acupunturaymedicinatradicionalchina.blogspot.com/2016/03/colageno-el-pegamento-de-la-piel.html indican las siguientes referencias como fuentes alimenticias del colágeno:

Todos los alimentos ricos en vitamina C, las frutas rojas, las verduras, los frutos secos, el queso o las leches vegetales son productos que ayudan al organismo de una forma extraordinaria en la producción de colágeno.

Podemos clasificar los alimentos en 2 grupos:

1. *Los que tienen colágeno*: Carne de pollo, de cerdo, pavo, pescado, venado, vaca, cabra, bisonte, caballo, venado o buey, entre otros. Está presente de una forma mayor en partes como las patas del cerdo o la piel de la vaca.
2. *Los que estimulan la producción del colágeno en el cuerpo*:

- ✓ Alimentos ricos en vitamina C: Presente en frutas como el kiwi, la naranja, el limón, el pomelo, la piña, el melón o el mango. También en varios tipos de verduras como las coles de Bruselas o el repollo; así como en el pescado o la carne de res, aunque estos dos últimos también cuentan con su propio contenido de colágeno.

- ✓ Verduras: La mayoría de las verduras cuentan con la capacidad de ayudar al organismo a producir colágeno. El repollo, la berza, la col, la escarola, la coliflor, la espinaca o la berenjena son también muy positivos, en este sentido.

- ✓ Alimentos con Aminoácidos: Los productos ricos en lisina y prolina son útiles para formar todos los tipos de colágeno. Esas sustancias están presentes principalmente en los lácteos, aunque también se pueden encontrar en la clara del huevo, en las carnes magras y en los pescados azules.

- ✓ Frutos rojos: Contienen licopeno, una sustancia que, además de ser un buen antioxidante, contribuye a la secreción de colágeno. Principalmente, lo contienen los pimientos, el tomate y la remolacha; aunque también la sandía, las cerezas, las fresas o las frambuesas.
- ✓ Alimentos con Ácidos Grasos Polinsaturados: Presentes sobre todo en el aceite vegetal de semillas (girasol o soja), los pescados azules, el marisco y las verduras de hoja verde.
- ✓ Frutos Secos: Será positivo para incrementar la producción de colágeno comer de forma frecuente nueces, piñones, avellanas, castañas, pistachos, semillas de calabaza, pipas de girasol o almendras.
- ✓ Alimentos con Azufre: El azufre es un componente extraordinario para ayudar a la producción de colágeno. El pollo, el pato, las aceitunas verdes y negras, pepinos frescos, tallos de apio fresco, el ajo, el perejil, la cebolla, el plátano, el té, el rábano picante, el tofu, el maní, el coco o la papaya contienen este elemento.

La Medicina Tradicional China

Tal como refiere Reyes G. (2008), es una medicina ancestral originaria de la antigua China, ha perdurado y ha evolucionado a lo largo de la historia. Durante la segunda mitad del siglo XX, esta terapia ha ido introduciéndose en los países occidentales y ha obtenido una gran aceptación entre los usuarios de estos países que han encontrado una medicina diferente, nada agresiva y muy preventiva, mediante la cual se obtienen resultados eficaces y rápidamente.

Es una medicina holística ya que entiende que no existen enfermedades, sino enfermos, tiene en consideración no sólo lo que sucede en el órgano, sino también lo que sucede en todo el organismo, la manera de manifestarse, como responde a las influencias externas y a los estímulos del entorno.

Considera al cuerpo humano como un todo, y atribuye la enfermedad al desequilibrio entre los diferentes elementos del mismo, por lo que su tratamiento, más que destinado a la curación de un síntoma concreto, se enfoca al restablecimiento del equilibrio corporal, enfatizando la necesidad de llevar una vida sana, la nutrición, la relajación, y los ejercicios respiratorios.

Según Yriza (2010, Pág. 27) está basada en sabidurías muy antiguas, recogidas en cuatro grandes obras literarias que plasman la filosofía más representativa, las cuales son conocidas y escritas por los estudios: El I Ching, el Tao Te King, Los Cuatro Libros de Confucio y el Nei King

Tal como lo indica Reyes G. (2008) está basada fundamentalmente en la filosofía taoísta y en sus principios cosmológicos. Está fuertemente marcada por tres figuras legendarias, tres emperadores míticos: Fuxi, autor de Yi Ling (Libro de las mutaciones), generalmente considerado el libro chino más antiguo; Shennong, padre de la agricultura y de la fitoterapia. A él se atribuye el primer Bencao (o Tratado de las Materias Medicinales); Huang Di, el Emperador Amarillo, autor de la obra más representativa de la Medicina Tradicional China: las Nei Ching o Nei Ching Sou wen.

Los pilares básicos de la Medicina China son la Teoría del Yin y el Yang y la Teoría de los Cinco Elementos. Los principios y las premisas de la Medicina China se extraen directamente de la filosofía tradicional taoísta, la escuela del pensamiento más antigua y singular de China. La mayor premisa de la teoría medicinal china es que toda forma de vida del universo es animada gracias a una energía vital denominada "Qi".

Un aspecto peculiar de la Medicina Tradicional China es que hace más de 2 mil años, ya reconocía el origen psicológico y por tanto psicosomático de muchas patologías. (http://memoriaemocional.com/los-cinco-elementos-y-la-medicina-tradicional-china/)

La Medicina Tradicional China comprende un conjunto de técnicas de las cuales se apoya para realizar los tratamientos: Acupuntura, Tuina, Fitoterapia, Ventosas, Moxibustión, Auriculoterapia, Digitopuntura, Electroacupuntura, Chi Kung (Qi Gong); incluso en la página http://cemetcven.com/medicina-tradicional-china-el-tratamiento-de-los-desequilibrios-energeticos-2/ se hace referencia a la aromaterapia, naturismo, iridología, cromoterapia, reflexología y oligoelementos, que hacen que esta ciencia sea sumamente completa.

De todas estas técnicas, se eligió la Acupuntura para realizar las investigaciones de este estudio.

La Acupuntura.

Como bien se lee en la web http://medicinanatural-acupuntura.blogspot.com/ es una rama de la Medicina Tradicional China, que se practica desde épocas remotas, el término del latín (acus: aguja) y (punctura: punzada), fue acuñado por los jesuitas misioneros de China en el siglo XVII.

La función principal de la acupuntura es regular la circulación de la energía vital Qi y de la sangre a través de los meridianos acupunturales. Dichos meridianos forman parte de una red invisible de puntos, la cual une a todas las sustancias fundamentales y a los órganos del cuerpo.

Los puntos acupunturales mantienen una relación con los órganos-vísceras Zang-Fu, y permiten una comunicación entre lo interior y lo exterior, además de conectar la parte superior con la inferior del cuerpo. Cada punto ocupa una pequeña área en la parte externa del cuerpo por donde fluye y converge el Qi de los órganos y vísceras (Zang – Fu), y de los meridianos.

Los meridianos y los puntos acupunturales son la base de la terapia acupuntural y están relacionados entre sí en términos patológicos, fisiológicos y de tratamiento. (Garza, 2007)

Los puntos utilizados están situados en puntos precisos y determinados. Según los chinos, los puntos son nudos situados a lo largo de canales por donde circula la energía (Chi o Qi), esta energía es la responsable de la vida y la salud del organismo. Si esta se altera sobreviene la enfermedad.

En la Acupuntura, todos los puntos de los meridianos tienen alguna función y algún efecto sobre la energía del cuerpo para tratar la alteración de salud, incluso combinándolos entre ellos, según la estrategia del tratante. Algunos puntos tienen jerarquía de importancia para funciones específicas, dentro de los cuales, para efectos de este trabajo, se hará especial mención a los Puntos Transmisores o Dominantes y a los Puntos Roé o Maestros.

Los Puntos Shu Antiguos.

Son puntos que se sitúan en lo que se conoce como Trayecto de Comando, los cuales están en las extremidades, desde el codo hasta los dedos en el caso de los brazos y desde la rodilla hasta los dedos de los pies en el caso de las piernas. Además de acción local tienen acción a distancia y/o a nivel global. Están asociados a los cinco elementos de la naturaleza: agua, madera, fuego, tierra y metal.

Como explica la autora, cada elemento en sí mismo contiene a los otros 4 elementos y los puntos de acupuntura ubicados en este trayecto, representan a cada elemento.

Tal como se puede apreciar en la página web https://medicinachinapopular.wordpress.com/2011/11/17/estrategias-con-los-puntos-shu-antiguos/ existe la siguiente jerarquización de estos puntos:

- ✓ Puntos Ting o Jing (Pozo): Es donde el Qi emerge, como si el agua comenzase a burbujear, estos puntos son también conocidos como los puntos raíz de cada uno de los doce meridianos, pues están ubicados al lado de uñas o las puntas de los dedos del pie y la mano. Se indican en patologías agudas, irritabilidad, inquietud mental, ansiedad, influyen el estado mental y los cambios rápidos de humor.
- ✓ Puntos Rong o Ying (Manantial): Es donde el Qi de los meridianos comienza a fluir, como si el agua recién estuviese saliendo del manantial, el fluir del Qi es levemente más fuerte que en el punto pozo. Estos puntos se ubican en la zona metacarpiana y metatarsiana. Se indican en enfermedades febriles y para reducir el calor del meridiano.
- ✓ Puntos Shu (Transporte o Arroyo): Es donde el Qi del meridiano florece, como el agua de una corriente que irriga los campos. Están ubicadas en las áreas proximales a las muñecas y los tobillos, se recomiendan cuando hay dolores articulares y pesadez en el cuerpo, tratan la obstrucción dolorosa producida especialmente por la humedad. Se aplica este concepto más a los meridianos Yang que a los Yin. También se los usa para reducir el viento y la humedad que ataca a los meridianos.
- ✓ Puntos King (Río): Aquí el Qi del meridiano aumenta en abundancia como el agua de un río donde los botes circulan. Se encuentran en las zonas proximales y distales de las muñecas y los tobillos o sobre la articulación de la muñeca. Útil contra la tos, el asma y las enfermedades respiratorias altas.
- ✓ Puntos He (Mar): El Qi en estos puntos aflora como el agua de un río que desemboca en el mar, de aquí que estos puntos sean más profundos que los demás puntos shu. Se utilizan en todas las enfermedades intestinales y del estómago.

Los Shu Antiguos son usados de acuerdo a lo que se va a tratar, según la relación Madre – Hijo (ciclo de generación), permiten tonificar con el punto madre cuando hay vacíos y sirven para dispersar con el punto hijo cuando hay alguna plenitud. (https://apuntes-de-acupuntura.com/wiki/puntos_shu_antiguos)

Dentro de estos Puntos Shu Antiguos, existen varias clasificaciones jerárquicas de puntos, agrupados por sus fisiologías y funciones, sin embargo, para este trabajo de investigación, resaltaremos la información de los puntos llamados Transmisores o Dominantes que equilibran la función del meridiano y de los cuales se hace referencia en el próximo punto.

En las Fig. 5 y 6 se pueden apreciar estos puntos según su jerarquización y un esquema representativo de cómo se distribuyen en la rueda de los elementos:

Puntos Shu Antiguos y Transmisores según sus Meridianos

PUNTOS SHU ANTIGUOS Y TRANSMISORES					
Meridianos	**TING/JING POZO**	**IONG/RONG MANANTIAL**	**IU/SHU ARROYO**	**KING/JING RÍO**	**HE/HO MAR**
Pulmón	11P	10P	9P(+)	**8P**	5P(-)
Maestro Corazón	9MC(+)	**8MC**	7MC(-)	5MC	3MC
Corazón	9C (+)	**8C**	7C(-)	4C	3C
Intestino Delgado	1ID	2ID	3ID(+)	**5ID**	8ID(-)
Triple Recalentador	1TR	2TR	3TR(+)	**6TR**	10TR(-)
Intestino Grueso	**1IG(-)**	2IG	3IG	5IG	11IG(+)
Vejiga	67V(+)	**66V**	65V(-)	60V	40V
Vesícula Biliar	44VB	43VB(+)	**41VB**	38VB(-)	34VB
Estómago	45E(-)	44E	43E	41E(+)	**36E**
Riñón	1R(-)	2R	3R	7R(+)	**10R**
Bazo Páncreas	1BP	2BP(+)	**3BP**	5BP(-)	9BP
Hígado	**1H**	2H(-)	3H	4H	8H(+)

(+) Para Tonificar (-) Para Sedar ( )**Transmisor**

Fig. 5

Fuente: http://mtcrigo.blogspot.com/2013/11/los-cinco-puntos-shu-antiguos.html

Representación en la Rueda de los Elementos

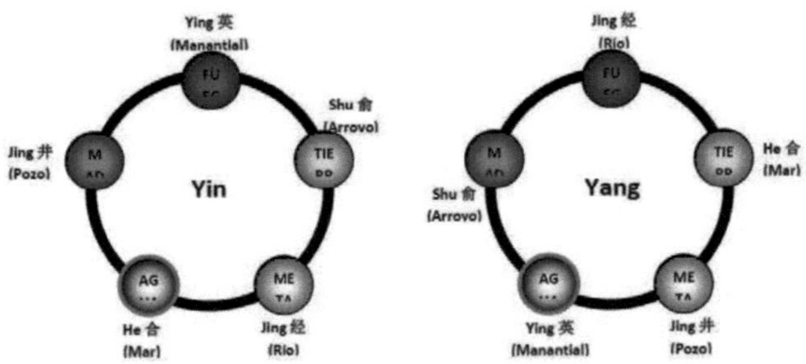

Fig. 6
Fuente: http://acupunturagaditana.blogspot.com/2015/01/

Los Puntos Transmisores o Dominantes.

Tal como refiere Yriza (2010), el Punto Dominante transmite la energía de su propio movimiento a todos los puntos de su misma denominación y polaridad. Son puntos a través de los cuales se pueden realizar conexiones con los otros meridianos de su misma polaridad, es decir, órgano o víscera (Zhang – Fu).

Esto quiere decir que dentro de los Puntos Shu Antiguos antes referidos, cada elemento de la naturaleza tiene un órgano y una víscera, los cuales están representados por un punto de ese elemento, o lo que es lo mismo, cada meridiano tiene un punto propio de su mismo elemento, de la siguiente manera:

- ✓ Meridianos del Agua:

  El Riñón: Su punto agua es el 10R Yin Gu (Valle Yin)

  La Vejiga: Su punto agua es el 66V Tong Gu (Comunicación del Valle)

- ✓ Meridianos de la Madera:

  El Hígado: Su Punto madera es el 1H Da Dun (Gran Sinceridad)

  La Vesícula Biliar: Su punto madera es el 41VB Zu Lin Qi (Llorar)

- ✓ Meridianos del Fuego:

  El Maestro Corazón: Su punto fuego es el 8MC Lao Gong (Palacio del Trabajo)

  El Triple Recalentador: Su punto fuego es 6TR Zhi Gou (Ramificación del Surco)

  El Corazón: Su punto fuego es el 8C Shao Fu (Pequeño Palacio)

  El Intestino Delgado: Su punto fuego es el 5ID (Yang Gu (Valle Yang)

- ✓ Meridianos de la Tierra:

  El Bazo Páncreas: Su punto tierra es el 3BP Tai Bai (Extrema Blancura)

  El Estómago: Su punto tierra es el 36E Zu San Li (Tres Distancias del Pié)

- ✓ Meridianos del Metal:

  El Pulmón: Su punto metal es el 8P Jing Qu (Gotera de la vida energética)

  El Intestino Grueso: Su punto metal es el 1IG Shang Yang (Comerciante de Yang)

Ahora bien, para comprender la funcionalidad de los Puntos Transmisores, motivo principal de este trabajo, se expone el siguiente ejemplo:

Si la patología de un paciente requiere enviar agua al resto del sistema, se puede usar el punto transmisor del órgano (Zhang) Riñón que es el 10R (Yin Gu), que es un punto agua en la categoría de comando He (Mar) según lo mostrado en el cuadro de la Fig. 5, para que transmita el agua a todos los puntos He (Mar) de los demás órganos en los otros elementos, es decir, a los HE (Mar) de Pulmón, Maestro Corazón, Corazón, Bazo Páncreas e Hígado.

Ahora bien, tal como indica Nogueira (s/f) si existe un Punto Transmisor, debe existir un Punto Receptor homónimo, es decir, de la misma categoría de comando en otro órgano o víscera relacionada, ya que de lo contrario se bloquea la señal hacia el resto del sistema.

Para efectos de la propuesta que se hace como motivo de investigación de este trabajo, el Punto Receptor no será un homónimo sino un Punto Roé, que la Acupuntura los ha denominado Puntos Maestros de acción especial, del cual se darán más detalles en el próximo punto.

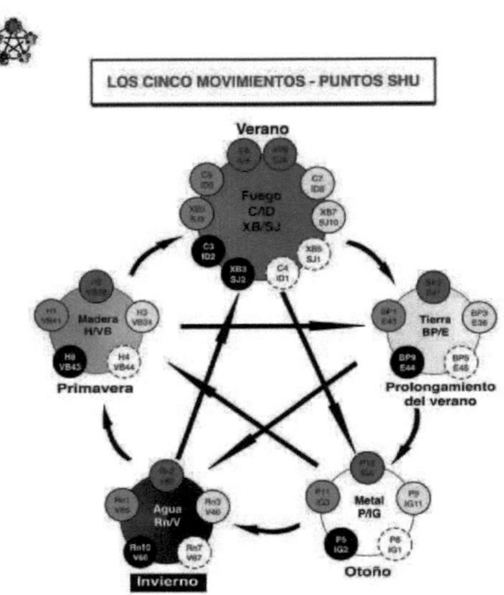

Fig. 7

Fuente: http://javipmaria7.wixsite.com/acupuntura/single-post/2016/05/21/1%C2%AA-Lecci%C3%B3n-LOS-CINCO-MOVIMIENTOS-1

Los Puntos Roé o Maestros ((Xia He Xue).

Nogueira (1993) explica que estos puntos son muy usados e independientemente de la causa etiológica primaria, tienen un efecto constatado sobre determinadas afecciones.

Entre los más importantes están los siguientes:

- ✓ 11V, Dazhu: Punto He de acción especial de los huesos

- ✓ 9P Taiyuan: Punto He de acción especial de las arterias y circulación. Algunos autores lo complementan con el 7P Lieque.
- ✓ 34VB, Yanglingquan: Punto He de acción especial de los músculos.
- ✓ 17RM, Shanzhong: Punto He de acción especial de la energía humana. El 17RM Shanzhong, como Mu del MC, responde a la acción Yin de dicha LÍE. La función Yin del regulador de todas las energías endógenas.
- ✓ 17V, Ge Shu: Punto He de acción especial de la sangre.
- ✓ 13H, Shangmen: Punto He de acción especial de los órganos.
- ✓ 12RM, Zhongwan: Punto He de acción especial de las vísceras.
- ✓ 36E, Zu Sanli: Punto He de acción especial sobre el Estómago.
- ✓ 37E, Shangjuxu: Punto He de acción especial sobre el IG., el trayecto interno de IG. Es un punto imprescindible en estreñimiento, diarreas, colitis, etc.
- ✓ 39E, Xiajuxu: Punto He de acción especial de ID. Al igual que en el caso anterior, el ID. emite una rama directa a este punto.
- ✓ 39V, Wei Yang: Punto He de acción especial sobre el Triple Recalentador.
- ✓ 16IG, Ju Gu: Punto He de acción especial sobre médula ósea, relación energética que aún no está bien esclarecida.

En Acupuntura existen muchos otros puntos de acción especial Roé o Maestro, sin embargo, por ahora es suficiente conocer estos que han sido indicados, pues para la propuesta de investigación de este trabajo, muchos de estos han sido tomados en cuenta para usarlos junto con los Puntos Transmisores.

La Teoría Sistémica de Constelaciones Familiares

Tal como lo indica Nuñez (2011) las Constelaciones Familiares son las conexiones que cada persona tiene con su familia en una o varias generaciones, así como con las personas que han sido afectivamente significativas. Se vinculan entre sí con amor y lealtad, lo que una generación deja sin resolver, será la siguiente generación la que inocente e inconscientemente trate de solventar, quedando atrapadas en temas o asuntos que no son en realidad su responsabilidad.

García (2017) refiere que Bert Hellinger es el creador de las Constelaciones Familiares. Filósofo, teólogo y pedagogo alemán. Durante 16 años fue misionero de una orden católica en Sudáfrica. Posteriormente se forma en Psicoanálisis, Dinámica de Grupo, Terapia Primaria e Hipnoterapia. Trata también con la Terapia Gestalt y la PNL.

De su trabajo con Análisis Transaccional extrae una visión multigeneracional en el acercamiento a los problemas y eso le lleva a la Terapia Sistémica. Al profundizar descubre los sistemas de compensación que utilizan los sistemas familiares y desarrolla lo que llamó Órdenes del Amor, las cuales vienen a ser las normas que regulan los sistemas humanos y son las siguientes:

- ✓ La Pertenencia: Todos los miembros de una familia tienen el mismo derecho de pertenencia. Es un derecho que no se puede impugnar. No hay grado de pertenencia superior o inferior.
- ✓ El Orden: El orden sistémico respeta el orden cronológico. Así los padres vienen antes que los hijos. El primer hijo viene antes que el segundo y así sucesivamente. Un primer cónyuge guarda su lugar de primer cónyuge, incluso si no es ya el cónyuge actual. Los "grandes" asumen las responsabilidades que les vuelven de nuevo, los

niños no son más que niños, los mayores tienen derechos y deberes frente a los más jóvenes.

- ✓ El Equilibrio entre Dar y Tomar: Las relaciones humanas se equilibran según un intercambio equitativo entre dar y tomar (o recibir). La perpetuidad de una relación es condicionada por la igualdad de este intercambio. Entre padres e hijos, el intercambio se hace de manera diferente: los padres dan la vida al hijo, el hijo recibe la vida de sus padres. Cuando el hijo se vuelva padre dará a su vez a sus hijos, que tomarán. Así el intercambio entre padres e hijos se equilibra ya que la deuda de los hijos hacia los padres por la vida recibida es tan grande que es imposible de devolver. De esta forma el equilibrio se establece. ¿Y cuando no tenemos hijos? Entonces lo importante es hacer algo bueno con nuestra vida que enriquezca nuestro entorno.

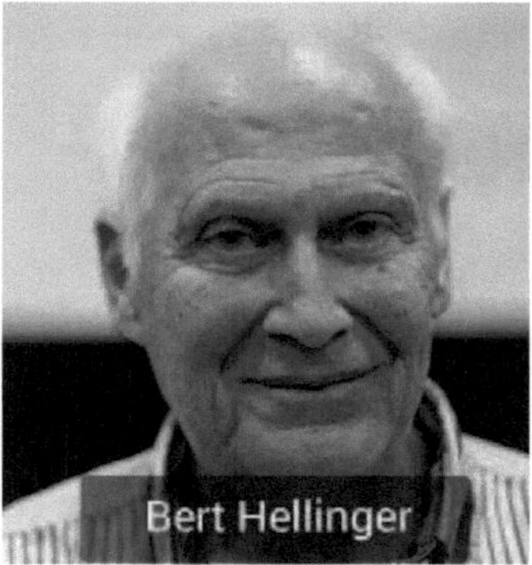

Fuente: http://www.saludterapia.com/glosario/d/14-constelfamiliares.html

Comparativa de las Constelaciones Familiares con el Sistema Wu Xing de la Medicina Tradicional China.

El sistema familiar transmite toda la información de sus miembros a todos sus miembros, en un continuo movimiento circular que integra todo lo que va ocurriendo. Está movido por dos fuerzas contrapuestas, cuya articulación está en un reequilibrio perpetuo: una fuerza de cohesión y una fuerza de individuación o autonomización, ambas al servicio de la vida.

http://www.insconsfa.com/art_la_enfermedad.php

Además de estas fuerzas contrapuestas, la autora de este trabajo encontró una cierta relación entre ambos sistemas (Wu Xing y Familiar) y, basándose en las normas denominadas Órdenes del Amor, llevó a cabo la propuesta que motivó la investigación que aquí se presenta.

La comparación de ambos sistemas se detalla a continuación:

ÓRDENES DEL AMOR	SISTEMA FAMILIAR	SISTEMA WU XING
Pertenencia	Todos los miembros de una familia tienen el mismo derecho de pertenencia	Todos los elementos pertenecen e interactúan entre ellos.
Orden	El orden sistémico respeta el orden cronológico. Así los padres vienen antes que los hijos. El primer hijo viene antes que el segundo y así sucesivamente.	Por el Ciclo de Generación, cada elemento es madre del siguiente y, por el Ciclo de Control Ke, cada elemento es abuelo del subsiguiente. La vida empieza en el elemento agua y a partir de allí se genera la madera, el fuego, la tierra y el metal. Los meridianos mantienen un ritmo circadiano de funcionalidad a un ritmo de 2 horas cada uno.
Dar y Recibir	Las relaciones humanas se equilibran según un intercambio equitativo entre dar y tomar (o recibir).	Prevalece el Yin y el Yang. Nada es absoluto, todo es relativo. Cada órgano se acopla a una vísceras en una relación esposo – esposa. Si uno está en plenitud, el otro estará en vacío.

Fuente: Realizado y creado por la autora

Debe haber un equilibrio entre lo que se da y lo que se toma para garantizar el bienestar del sistema y sus miembros. (https://medicinanatural-alternativa.com/constelaciones-familiares/

Este mismo equilibrio debe mantenerse en el sistema energético del cuerpo, ya que de lo contrario aparecerá la enfermedad como bien lo expresa Nogueira (1993):

La enfermedad no tiene nombre, es un estado de desequilibrio energético que se puede manifestar por una carencia o un exceso, o lo que es lo mismo: Síndrome *Yang* o plenitud (SHI) y Síndrome *Yin* o vacío (XU).

El Analizador Cuántico

En la página web http://sbeltforever.com/analisis-cuantico-de-resonancia-magnetica/ indican que es un instrumento diseñado para medir, predecir y prevenir cualquier enfermedad en el cuerpo humano, mediante la colocación de unos sensores en la palma de la mano, se recogerán distintos datos médicos en pocos minutos

De acuerdo al Instituto Feibert (2017) el método de análisis cuántico de resonancia magnética es un emergente método de detección, rápido, preciso y no invasivo, lo que lo hace especialmente apropiado para la comparación de los efectos de curación de diferentes medicinas y productos médicos, y para la comprobación de posibles estados anormales de salud. Simplemente sosteniendo un sensor en la palma de su mano, se obtendrán en solo 60 segundos, cientos de datos de su cuerpo.

Es un nuevo instrumento que analiza las frecuencias de los diferentes órganos.

La energía y la leve frecuencia magnética del cuerpo humano se captan al sostener el sensor, y a continuación el instrumento las amplifica y las trata mediante el microprocesador que incorpora, los datos se comparan con el espectro cuántico de resonancia magnética estándar de enfermedades, nutricional, y de otros indicadores incorporados en el instrumento para diagnosticar si las formas de las ondas presentan irregularidades a través del uso de la aproximación de Fourier.

De esta manera se puede realizar el análisis y diagnóstico del estado de salud y obtener los principales problemas del paciente, así como distintas propuestas estándares de curación o prevención, basándose en el resultado del análisis de la forma de onda.

Tal como explican en http://sbeltforever.com/analisis-cuantico-de-resonancia-magnetica/ se sabe que la piel es un órgano capaz de regular diversas funciones fisiológicas del cuerpo.

Los receptores nerviosos de la piel pueden percibir información detallada de todos los procesos que se producen en los órganos internos. Al procesar dicha información, podemos tener una idea clara del estado del cuerpo. La piel puede recibir información externa y reaccionar a la irritación a través de una acción mecánica (ejemplo, acupuntura, masaje, exposición al calor, corriente eléctrica, campo magnético, campo biológico, láser o ultrasonido). La piel puede recibir dicha información en forma de señales eléctricas, ópticas, térmicas, químicas, magnéticas, mecánicas u otras y, a continuación, procesarlas y enviarlas en forma codificada a los sistemas de regulación del cuerpo. La piel está conectada a través de inervaciones con los órganos internos y sistemas corporales. Por lo tanto, cualquier fallo que se produzca en los órganos o sistemas del cuerpo también influye en la condición de la piel. Por lo que la piel lleva información acerca de la condición de los órganos enfermos o el mal funcionamiento de los sistemas del cuerpo. Podemos influir en los órganos enfermos y en dicho mal funcionamiento del cuerpo desde el exterior a través de la piel.

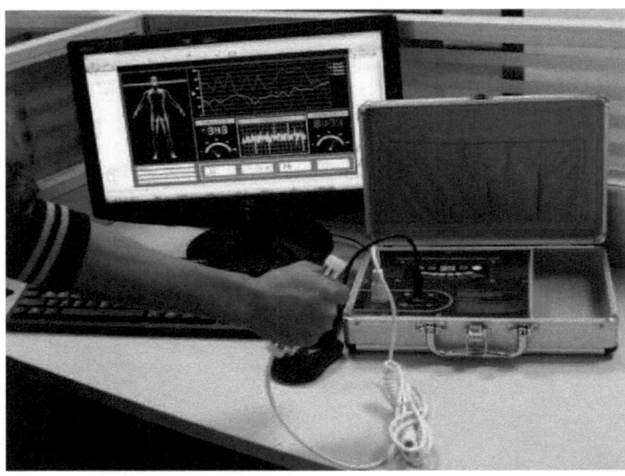

Características Funcionales.

- ✓ Diagnóstico temprano sin la presencia de síntomas: Con que tan sólo se produzca la alteración patológica de 10 células, el analizador puede detectar dicho cambio y predecir el posible inicio de una enfermedad.

  Tomando las medidas adecuadas en ese momento, será capaz de diagnosticar anticipadamente de manera eficaz diversas enfermedades crónicas dando oportunidad de prevenirlas.

- ✓ Rapidez y precisión: Se pueden obtener múltiples indicadores del estado de su salud en solo 60 segundos. Este método analítico está diseñado para ahorrarle tiempo y energía. La base de datos del sistema de análisis ha sido creada mediante métodos científicos, estrictas estadísticas de tratamientos y las pruebas de numerosos casos clínicos, consiguiéndose así una alta precisión en el análisis. (98% de asertividad)

- ✓ No invasivo e indoloro: El análisis dará un análisis amplio del estado de salud sin necesidad de análisis de sangre o radiografías. Aunque se sugiere que se use también como una confirmación del análisis.

Bases Científicas del Analizador Cuántico.

En la web del Instituto Feibert explican que la moderna ciencia de la Física Cuántica ha demostrado, que en esencia, todo nuestro cuerpo funciona con electricidad. (http://www.nadaesporcasualidad.org/bioescaner.htm)

¿Qué es un electro-encefalograma o un electro-cardiograma? Es sencillamente la medición de los campos electromagnéticos del cerebro y del corazón.

Pues bien cada órgano del cuerpo tiene su propio campo eléctrico individual y cada campo eléctrico tiene una frecuencia determinada tanto para la salud como para la enfermedad.

¿Por qué, cuando usted se echa ácido clorhídrico en la piel le quema y cuando el ácido clorhídrico de los jugos gástricos entran al estómago no se le quema el estómago?

Porque hay una frecuencia determinada que le dice a la piel "Compórtate como piel" y a la mucosa del estómago "Compórtate como mucosa" y la hace resistente al acido.

¿Qué pasa si usted tiene una angustia muy grande y "Baja su frecuencia" con la rabia?

Se le cambia la frecuencia a la mucosa del estómago y entonces esa mucosa empieza a comportarse como piel, entonces el ácido del estómago le quema "la piel" del estómago y se le produce una úlcera.

Hay una frecuencia para cada órgano y una frecuencia especifica tanto para la salud de ese órgano, como para la frecuencia que corresponde a la enfermedad del mismo.

Este aparato computarizado tiene la capacidad de detectar las frecuencias de salud o de enfermedad de cada órgano en específico y puede darnos hasta 47 reportes impresos de nuestra salud en general.

¿Por qué si existe un aparato electrónico que escanea su vehículo y da un diagnóstico... no puede haber un aparato electrónico que escanea su cuerpo, que también funciona con electricidad y da también un diagnóstico?

Es un método muy nuevo que conforma los principios científicos y el marco teórico de la Medicina Cuántica.

La Medicina Cuántica también ha comprobado que ese cambio de frecuencia anormal de la enfermedad se presenta en el "Cuerpo Eléctrico" días y hasta semanas antes de que se manifiesten los síntomas físicos.

Y como este aparato computarizado mide esas frecuencias en el aquí y en el ahora, es capaz de diagnosticar con anticipación un desequilibrio bioenergético, que se manifestará días después en una enfermedad física, por tanto es el perfecto instrumento para la denominada Medicina Preventiva.

Es un nuevo instrumento que analiza las frecuencias de los diferentes órganos.

La energía y la leve frecuencia magnética del cuerpo humano se captan al sostener el sensor, y a continuación el instrumento las amplifica y las trata mediante el microprocesador que incorpora, los datos se comparan con el espectro cuántico de resonancia magnética estándar de enfermedades, nutricional, y de otros indicadores incorporados en el instrumento para diagnosticar si las formas de las ondas presentan irregularidades a través del uso de la aproximación de Fourier.

De esta manera se puede realizar el análisis y diagnóstico del estado de salud y obtener los principales problemas del paciente, así como distintas propuestas estándares de curación o prevención, basándose en el resultado del análisis de la forma de onda.

Características Funcionales.

- ✓ Diagnóstico temprano sin la presencia de síntomas: Con que tan sólo se produzca la alteración patológica de 10 células, el analizador puede detectar dicho cambio y predecir el posible inicio de una enfermedad. Tomando las medidas adecuadas en ese momento, será capaz de diagnosticar anticipadamente de manera eficaz diversas enfermedades crónicas dando oportunidad de prevenirlas.
- ✓ Rapidez y precisión: Se pueden obtener múltiples indicadores del estado de su salud en solo 60 segundos. Este método analítico está diseñado para ahorrarle tiempo y energía. La base de datos del sistema de análisis ha sido creada mediante métodos científicos, estrictas estadísticas de tratamientos y las pruebas de numerosos casos clínicos, consiguiéndose así una alta precisión en el análisis (98% de asertividad)
- ✓ No invasivo e indoloro: El análisis le dirá su estado de salud sin necesidad de análisis de sangre o radiografías. Aunque se sugiere que se use también como una confirmación del análisis.

¿Qué Evalúa el Analizador Cuántico?

El equipo realiza una evaluación general de los siguientes aspectos:

- ✓ Cardiovasculares y Cerebrovasculares: Viscosidad de la Sangre, Cristal de Colesterol, Grasa en Sangre, Resistencia Vascular, Elasticidad Vascular, Demanda de

Sangre Miocardial, Volumen de Perfusión Sanguínea Miocardial, Consumo de Oxígeno Miocardial, Volumen de Latido, Impedancia Ventricular Izquierda de Expulsión, Fuerza de Bombeo Efectiva Ventricular Izquierda, Elasticidad de Arteria Coronaria, Presión de Perfusión Coronaria, Elasticidad de Vaso Sanguíneo Cerebral, Estado de Suministro Sanguíneo de Tejido Cerebral.

- ✓ Función Gastrointestinal: Coeficiente de Secreción de Pepsina, Coeficiente de Función de Peristalsis Gástrica, Coeficiente de Función de Absorción Gástrica, Coeficiente de Función de Peristalsis del Intestino Delgado, Coeficiente de Función de Absorción del Intestino Delgado.
- ✓ Función Hepática: Metabolismo de las proteínas, Función de producción de energía, Función de desintoxicación, Función de Secreción de Bilis, Contenido de Grasa en el Hígado.
- ✓ Función de la Vesícula Biliar: Seroglobulina, Bilirrubina Total (TBIL), Fosfatasa Alcalina (ALP), Ácidos Biliares Totales Séricos (TBA), Bilirrubina (DBIL)
- ✓ Función Pancreática: Insulina, Polipéptido Pancreático (PP), Glucagón
- ✓ Función Renal: Índice de Urobilinógeno, Índice de Ácido Úrico, Índice de Nitrógeno Uréico en la sangre (BUN), Índice de Proteinuria.
- ✓ Función Pulmonar: Capacidad Vital VC, Capacidad Pulmonar Total TLC, Resistencia de las Vías Aéreas RAM, Contenido de Oxígeno Arterial PaCO2
- ✓ Nervios del Cerebro: Estado del Suministro Sanguíneo al Tejido Cerebral, Arterioesclerosis Cerebral, Estado Funcional de Nervio Craneal, Índice de Emoción, Índice de Memoria (ZS)

- ✓ Padecimientos Óseos: Dimensión del Prolapso de la Fibra Lumbar, Grado de Adhesión del Músculo del Hombro, Límite de Circulación de Extremidades, Envejecimiento del Ligamento.
- ✓ Densidad Mineral Ósea: Coeficiente de Osteoclasto, Cantidad de Pérdida de Calcio, Grado de Hiperplasia Ósea, Grado de Osteoporosis, Densidad Mineral Ósea.
- ✓ Enfermedad de Hueso Reumatoide: Grado de Calcificación Cervical, Grado de Calcificación Lumbar, Coeficiente de Hiperplasia Ósea, Coeficiente de Osteoporosis, Coeficiente de Reumatismo.
- ✓ Glucosa en la sangre: Coeficiente de Secreción de Insulina, Coeficiente de Glucosa en Sangre, Coeficiente de Glucosa en Orina.
- ✓ Condición Física Básica: Capacidad de Respuesta, Capacidad Mental, Falta de Agua, Hipoxia, PH
- ✓ Toxina Humana: Metales Pesados, Bebidas Carbonatadas, Radiación Electromagnética, Tabaco/Nicotina, Residuos de Pesticidas Tóxicos.
- ✓ Oligoelementos (Falta o Exceso): Calcio, Hierro, Zinc, Selenio, Fósforo, Potasio, Magnesio, Cobre, Cobalto, Manganeso, Yodo, Níquel, Flúor, Molibdeno, Vanadio, Estaño, Silicio, Estroncio, Boro.
- ✓ Próstata (Informe Masculino): Grado de Hiperplasia Prostática, Grado de Calcificación Prostática, Síndrome de Prostatitis.
- ✓ Función Sexual Masculina (Informe Masculino): Testosterona, Gonadotropina, Transmisor de la Erección.
- ✓ Ginecología Femenina (Informe Femenino): Estrógenos, Gonadotropina, Prolactina, Progesterona.

- ✓ Piel: Índice de Radicales Libres Cutáneos, Índice de Colágeno, Índice Grasa Cutánea, Índice de Inmunidad Cutánea, Índice de Humectación Cutánea, Pérdida de Humectación Cutánea, Índice de Dilatación Cutánea, Índice de Elasticidad Cutánea, Índice de Melanina Cutánea, Índice de Endurecimiento Cutáneo.
- ✓ Sistema Endocrino: Índice de Secreción de la Glándula Tiroides, Índice de Secreción de las Glándulas Paratiroides, Índice de las Glándulas Suprarrenales, Índice de Secreción de la Glándula Pituitaria, Índice de Secreción de la Glándula Pineal, Índice de Secreción del Timo, Índice de Secreción Glandular.
- ✓ Sistema Inmunológico: Índice de Ganglios linfáticos, Índice Inmunológico de Amígdalas, Índice de Médula Ósea, Índice de Bazo, Índice de Timo, Índice de Inmunoglobulina, Índice Inmuno Respiratorio, Índice Inmunológico Gastrointestinal, Índice Inmunológico de Mucosa.
- ✓ Senos (Informe Femenino): Hiperplasia de las glándulas mamarias (Coeficiente), Mastitis aguda (Coeficiente), Mastitis crónica (Coeficiente), Discrasia Endocrina (Coeficiente), Fibroadenoma de mama (Coeficiente)
- ✓ Déficit de Vitaminas: A, B1, B2, B3, B6, B12, C, D3, E, K
- ✓ Aminoácidos: Lisina, Triptófano, Fenilalanina, Metionina, Treonina, Isoleucina, Leucina, Valina, Histidina, Arginina
- ✓ Índice de crecimiento óseo: Fosfatasa alcalina ósea, Osteocalcina, Estado de la curación de huesos largos, Estado de los huesos cortos y la curación del cartílago, Línea epifisaria.
- ✓ Ojo: Bolsas en los ojos, Arrugas de colágeno, Círculos oscuros, Obstrucción linfática, Flacidez, Edema, Actividad celular del ojo, Fatiga visual.
- ✓ Metales Pesados: Plomo, Mercurio, Cadmio, Cromo, Arsénico, Antimonio, Talio

- ✓ Alergias: Índice de alergia a fármacos, Índice de alergia al alcohol, Índice de alergia al polen, Índice de alergia a inyección, Índice de alergia a productos químicos, Índice de alergia a la pintura, Índice de alergia al polvo, Índice de alergia al humo, Índice de alergia a tintes de cabello, Índice de alergia a la piel animal, Índice de alergia a la joyería de metal, Índice de alergia a los mariscos, Índice de alergia a la leche.
- ✓ Las Coenzimas: Nicotinamida, Biotina, Ácido pantoténico, Ácido fólico, Coenzima Q10, Glutatión (GSH)
- ✓ Elementos humanos: Líquido intracelular, Líquido extracelular, Humedad del cuerpo, Proteínas, Volumen muscular, Sustancias inorgánicas, Peso corporal magro, Grasa corporal
- ✓ Colágeno: Ojos, Dientes, Cabello y Piel, Sistema Endocrino, Sistema Circulatorio, Sistema Digestivo, Sistema Inmunológico, Sistema Motor, Tejido Muscular, Metabolismo de las Grasas, Desintoxicación y Metabolismo, Sistema Reproductivo, Sistema Nervioso, Sistema Respiratorio.
- ✓ Obesidad: Coeficiente Anormal de Metabolismo Lipídico: Coeficiente de anormalidad de tejido adiposo marrón, Coeficiente de Hiperinsulinemia, Coeficiente Anormal del Núcleo Hipotálmico, Coeficiente anormal de contenido de triglicéridos.
- ✓ Función del Intestino Grueso: Coeficiente de la Función de Peristalsis del Intestino Grueso (colon), Coeficiente de absorción colónica, Coeficiente intestinal bacteriano, Coeficiente de presión intraluminal.
- ✓ Meridianos o Canales de Acupuntura

- ✓ Lípidos Sanguíneos: Viscosidad de la sangre, Colesterol Total (TC), Triglicéridos (TG), Lipoproteínas de alta densidad (HDL-C), Lipoproteína de baja densidad (LDL-C), Grasas Neutras, Complejos Inmunes Circulantes (CIC)
- ✓ Pulso Cerebro y Corazón: Índice de Stroke, Volumen Sistólico, Resistencia Periférica Total (TPR), Resistencia Vascular, Elasticidad de los Vasos Sanguíneos, Coeficiente de la Onda del Pulso K, Saturación de Oxigeno en la sangre cerebrovascular (Sa), Volumen de Oxigeno en la sangre cerebrovascular (CaCO2), Presión de Oxigeno en la sangre cerebrovascular (PaO2)
- ✓ Ciclo Menstrual (Informe Femenino): Hormona Beta, Proteína Reflejada, Fibrinógeno, Tasa de Sedimentación.

Tipos de Colágeno Según el Analizador Cuántico.

Los 21 tipos de colágenos que existen en el cuerpo, han sido sintetizados, para los resultados del Analizador Cuántico, en 14 tipos que se muestran en el siguiente cuadro:

Ojos: La carencia de colágeno en los ojos puede causar un sinnúmero de padecimientos tales como ojos secos, cansancio visual, síndrome de Marfan, padecimientos de la córnea, cataratas, problemas de irrigación sanguínea etc.
Dientes: Debido a que el calcio se adhiere al colágeno para formar los dientes; la insuficiencia de colágeno puede generar desprendimiento de los dientes, padecimientos en las encías, dolor intenso, síndrome de Ehlers-Danlos, etc.
Cabello y Piel: El colágeno es vital para el cabello y la piel. La carencia de colágeno en el cabello, se puede observar en el cabello seco, frágil y escaso. El colágeno ayuda a aumentar el diámetro de los cabellos, así como su brillo y fortaleza. El colágeno ayuda a combatir los radicales libres que afectan la integridad del cabello. Así mismo; la insuficiencia de colágeno en la piel se puede

observar en la textura de la misma. El colágeno mantiene la tersura de la piel, evitando las arrugas, ya que repara las fibras de tejido conectivo. La carencia de colágeno en la piel hace que esta pierda la capacidad de retener agua y por lo tanto nutrientes, esto aumenta el riesgo de desarrollar estrías, e infecciones y padecimientos como Esclerodermia.
Sistema Endocrino: La falta de colágeno a nivel endocrino se manifiesta en padecimientos tales como amenorrea, padecimientos menstruales, cambios pre-neoplásicos en el cuello del útero, senos flácidos, hiperplasia, aumento de riesgo de fibromas, impotencia etc.
Sistema Circulatorio: La escasez de colágeno en las paredes de las venas provoca una variación en la elasticidad de las mismas, afectando así la estabilidad de la presión sanguínea. Esto tiene como consecuencia padecimientos como poliarteritis nodosa, presión arterial baja, venas várices, niveles de colesterol alto, rupturas en las paredes de las venas, síndrome de mala absorción, metabolismo basal lento, aumento en el riesgo de sufrir trastornos cardiovasculares y cerebrovasculares debido a la disminución del flujo sanguíneo en el cerebro.
Sistema Digestivo: La carencia de colágeno a nivel del aparato digestivo provoca la disminución en la presión de las paredes abdominales, provocando trastornos digestivos, como gases y cólicos; así mismo, ocasiona problemas de mala absorción, abdomen agrandado, problemas a nivel del cardias y píloro y obstrucción intestinal, etc.
Sistema Inmunológico: El colágeno se compone de muchos aminoácidos esenciales, la carencia de dichos aminoácidos afecta directamente la función del sistema inmunológico lo que causa a su vez, trastornos tales como atrofia muscular y problemas vasculares. Por lo tanto, la salud muscular se verá afectada progresivamente. Padecimientos como anemia, fiebre, inflamación y debilidad de las coyunturas son muy comunes en personas con insuficiencia a nivel inmunitario. Por otro lado; cuando la presión a nivel linfático se reduce gracias a la carencia de colágeno en la dieta, congestión linfática se puede desarrollar causando un sinnúmero de problemas a nivel inmunológico
Sistema Motor: Le colágeno es fundamental para el buen funcionamiento de las articulaciones. La carencia de colágeno causa dolor en las coyunturas, atrofia muscular, disminuye la flexibilidad, aumenta los dolores lumbares, y trastornos en los ligamentos etc. Adicionalmente provoca una alteración a nivel óseo, de grasa en la espalda, deformación ósea, pies y manos frías, problemas en los ligamentos, huesos no se regeneran debidamente,
Tejido Muscular: La falta de colágeno, incrementa el tejido adiposo, endurece los músculos cervicales, causando espondilosis cervical, dolor de espalda, problemas en los hombros, bloqueo del tejido conectivo, acumulación de ácido láctico en el tejido nervioso, problemas en las áreas de reflejos, problemas de contracción muscular, falta de energía, falta de fuerza muscular, reduce la tonalidad muscular.

Metabolismo de las Grasas: La falta de colágeno, reduce el metabolismo, incrementa la acumulación de grasa y de un ambiente ácido, provoca una fatiga crónica y incomodidad que causa susceptibilidad a la diabetes, presión alta, resultando en padecimientos hepáticos y de los riñones.
Desintoxicación y Metabolismo: la carencia de colágeno, incrementa la acumulación de toxinas causando un color amarillento en el cuerpo, piel reseca y áspera, estreñimiento, obesidad, acides, problemas en los órganos, problemas a nivel hepático y de los riñones, causando nefritis, problemas crónicos pueden causar padecimientos en los riñones, enrojecimiento de la piel, picazón, dolor, partículas de grasa, acne, problemas cutáneos, problemas mentales y cáncer en la piel.
Sistema Reproductivo: La falta de colágeno a nivel del sistema reproductivo, puede causar fácilmente problemas en el útero, problemas de incontinencia urinaria, atrofia en los ovarios, inmunodeficiencia, resequedad, infertilidad, problemas menstruales, riesgo de aborto, impotencia en hombres, falta de deseo sexual, estrías en la piel, falta de contracción en el esfínter del ano, dolor al defecar, hemorroides y dolor pélvico.
Sistema Nervioso: La falta de colágeno a nivel nervioso, reduce la función nerviosa los que afecta la coordinación, reflejos y la respuesta motora.
Sistema Respiratorio: La falta de colágeno a nivel del sistema respiratorio, reduce la fuerza al inhalar oxígeno, así como problemas cardiovasculares problemas la momento de transportar el oxígeno, y aumenta el metabolismo y la capacidad del oxígeno.

El Analizador Cuántico vs los Exámenes de Laboratorio.

Estupiñan (et al 2012) realizaron una investigación sobre el uso del Analizador Cuántico en medicina ocupacional para compararlo con los exámenes convencionales de medicina laboral. Ellos identificaron el equipo con el nombre de Resonancia Cuántica Bioeléctrica (RCB)

De acuerdo a sus resultados en la población investigada, estos pueden ser comparables a los de laboratorios clínicos habituales.

La investigación permitió establecer, por pruebas de correlación, que la RCB tiene una efectiva sensibilidad (85%) y una muy buena especificidad (93%) para el diagnóstico.

Dermatrón vs Analizador Cuántico.

Después de varias décadas de reinado en la medicina natural del mundo, a la hora de realizar el diagnóstico, el Dermatrón, un instrumento creado por el alemán Reinhold Voll en los años cincuenta del siglo pasado, ha sido reemplazado por el Analizador Cuántico Bioeléctrico, herramienta que por medio de la detección de las ondas electromagnéticas de las células del cuerpo, en sólo un minuto revela múltiples indicadores del estado de salud de una persona.

Uno de estos analizadores está disponible en el más grande centro naturista de Bogotá, La Casa Verde, donde tres médicos lo utilizan con decenas de pacientes que a diario arriban desde diferentes lugares de la ciudad y el país en busca de la cura para sus males. (http://www.colombia.com/tecnologia/ciencia-y-salud/sdi/17594/en-medicina-natural-el-dermatron-cedio-su-lugar-al-analizador-cuantico-bioelectrico)

Mientras que el Dermatrón mide con un electrodo la energía de los meridianos de acupuntura localizados en la cabeza, las manos y los pies, reconocidos por su elevada conductividad, "el Analizador Cuántico utiliza la resonancia magnética para determinar la microcirculación sanguínea que corre por los diferentes órganos y sistemas; también censa las pulsaciones; el paciente agarra con una mano un sensor durante treinta segundos, es decir, que el procedimiento es indoloro y no es invasivo".

A través del sensor el aparato capta la energía y la leve frecuencia magnética del cuerpo humano; luego, el instrumento las amplifica y los datos los compara con el espectro cuántico de resonancia magnética estándar de enfermedades, con el nutricional y con otros indicadores incorporados en el microprocesador, para diagnosticar si las formas de las ondas presentan irregularidades.

La base de datos del sistema de análisis ha sido creada con métodos científicos, estrictas estadísticas de tratamientos y las pruebas de numerosos casos clínicos, consiguiéndose así una alta precisión en el análisis.

Son más de 30 los aspectos del organismo analizados por este aparato, entre los que se encuentran: la condición cardiovascular y cerebrovascular, la densidad mineral ósea y las enfermedades de los huesos, los oligoelementos, el plomo en sangre, el reumatismo, los pulmones y el tracto respiratorio, la función renal, los niveles del azúcar, el estómago y los intestinos, el hígado y la vesícula, los nervios craneales, la ginecología, la próstata, los rastros de selenio, hierro, zinc y calcio, etc.

Capítulo III

Marco Metodológico

Tipo de Investigación

El desarrollo de esta investigación quedó enmarcado dentro de un enfoque cuantitativo o positivista ya que para poder probar la hipótesis planteada, fue necesario recolectar datos, hacer seguimiento disciplinado, mediciones y análisis de resultados estadísticos para demostrar la teoría.

Tal como señalan Hernández, Fernández y Baptista (s/f), el enfoque cuantitativo es secuencial y probatorio. Cada etapa precede a la siguiente y no podemos "brincar o eludir" pasos, el orden es riguroso, aunque, desde luego, podemos redefinir alguna fase.

Fue necesario estudiar una muestra representativa de la población para poder medir resultados que permitan dar respuesta a la hipótesis planteada en este estudio.

Para el proceso cuantitativo la muestra es un subgrupo de la población de interés sobre el cual se recolectarán datos, y que tiene que definirse o delimitarse de antemano con precisión (Hernández, et al, s/f)

Los mismos autores indican que una población es el conjunto de todos los casos que concuerdan con una serie de especificaciones.

Los Preparativos

Como toda investigación cuantitativa, esta también surgió de una idea, pues así como afirman Hernández (et al, s/f), para iniciar una investigación siempre se necesita una idea...

Una vez determinada la inquietud por el tema, se procedió a indagar sobre el mismo a través de encuestas, tanto al público en general como a los médicos de diversas especialidades (Anexo 1). Dichas encuestas se realizaron vía online (las del público) e incluso presencial (la de los médicos)

Ante el desconocimiento del tema por parte de la autora, y más aún, sin conocer la preexistencia de algún antecedente, se comenzó a indagar si era útil llevar adelante la investigación de la idea que acababa de nacer. La búsqueda se hizo principalmente vía internet, con médicos y profesionales del área de la salud.

El desconocimiento existente en la materia, no solo de la autora sino incluso de profesionales en el área de la salud, comenzó a darle mayor interés al deseo de llevar adelante esta investigación que ya se vislumbraba como un tema inédito para la Acupuntura y la Medicina Tradicional China.

En razón a lo anterior, fue preciso definir el objetivo y alcance del estudio, es decir, darle estructura para tener unos lineamientos claros a seguir durante el proceso.

En este sentido se preparó un esquema base dentro de lo que representa un estudio cuantitativo, según lo indican los autores antes citados:

- ✓ Planteamiento del problema de investigación
- ✓ Establecer los objetivos de investigación.
- ✓ Desarrollar las preguntas de investigación.
- ✓ Justificar la investigación y analizar su viabilidad.
- ✓ Evaluar las deficiencias en el conocimiento del problema.

Posteriormente se invitó a un grupo de personas de diversas edades, con alguna afección de salud para que se prestaran como voluntarios y poder realizar las prácticas con el método de tratamiento propuesto de Acupuntura, basado en los Puntos Transmisores o Dominantes y los Puntos Roé

El estudio se concentró únicamente en casos con afecciones de salud física ya que aquellos con afecciones mentales o adicciones podrían requerir alguna atención especial durante el proceso, generando retrasos al tiempo programado.

A medida que se indagaba con respecto a las bondades del colágeno y su importancia para el cuerpo, se fue adquiriendo conciencia de consumirlo e incorporar en la alimentación los nutrientes que ayudan a que el cuerpo lo produzca de manera natural, tales como: gelatina, patas y piel del pollo, cartílagos y en cápsulas. No faltó la recomendación de hacer lo mismo por otras personas que también vivenciaron novedades en su bienestar, especialmente si tenían algún dolor articular, muscular u óseo.

Estábamos ante un limbo en el desconocimiento del colágeno así que crecía la inquietud por conseguir respuesta a la pregunta ¿el tratamiento de Acupuntura que se estaba planteando permitirá mejorar los niveles de colágeno en el cuerpo para su bienestar?

Diseño de la Investigación o Estrategia.

Para llevar a cabo esta investigación experimental, bajo el paradigma cuantitativo positivista se procedió de la siguiente manera:

Realización de Encuestas.

Se realizó una encuesta informal pero seria a través de redes sociales, con el fin de determinar qué tanto sabían las personas sobre el colágeno y sus beneficios. La pregunta fue simple y sencilla: *¿Qué sabes del colágeno? Indica solo lo que sabes, sin buscar por internet*

También se realizó encuesta presencial a varios médicos para saber qué conocimientos tienen sobre el colágeno, sus beneficios y posible prescripción en el récipe de tratamiento a sus pacientes. Ambos formatos de encuestas se pueden ver en Anexo 1

Es notorio que a pesar de la cantidad de beneficios que ofrece el colágeno para mejorar la salud, incluso ante patologías crónicas, este no es recetado por la gran mayoría de los médicos como parte de los tratamientos. Lo que generalmente se ha hecho comercial, es el uso de productos con colágeno para fines estéticos pero no necesariamente médicos.

La Muestra o Selección de Voluntarios.

Se procedió a invitar a un grupo de personas, que tuvieran cualquier afección de salud (excepto problemas mentales o adicciones), para servir como voluntarios para desarrollar las prácticas experimentales durante 11 semanas con un total de 13 sesiones, de las cuales las primeras 4 sesiones debían ser 2 por semana y de la 5ª sesión en adelante, una por semana. Se les explicó la importancia de cumplir los plazos debido a que era un experimento metódico y además también era importante que programaran su tiempo.

La muestra quedó representada por 19 personas, entre hombres y mujeres, cuyas edades oscilaron entre 19 años y 101 años.

Según Hernández (et al, s/f) la muestra es, en esencia, un subgrupo de la población donde se delimitan las características de la misma, por consiguiente una porción representativa de la población elegida para que permita generalizar los resultados.

La Población.

Tal como indica Hernández (et al, s/f) una vez que se ha definido cuál será la unidad de análisis, se procede a delimitar la población que va a ser estudiada y sobre la cual se pretende generalizar los resultados. Así, una población es el conjunto de todos los casos que concuerdan con una serie de especificaciones.

Para efectos de control del experimento, se eligió un grupo que se mantuvo encubierto, a los que se les aplicó un tratamiento distinto al propuesto para así medir los resultados.

Limitaciones de la Investigación.

Aunque la Acupuntura sí trabaja todo tipo de afecciones de salud y casos emocionales en personas de todas las edades, la autora estableció que los casos de enfermedades mentales y/o adicciones no se incluirían para este estudio ya que prefirió evitar el riesgo de tratar casos que pudieran derivar en alguna complicación emocional que retrasara el proceso.

Otra limitación vino dada por el programa computarizado del Analizador Cuántico ya que los creadores, así lo indican en el instructivo del propio equipo, pues los resultados no serán confiables si: La persona tiene menos de 12 años, usa marcapasos o está embarazada.

El Consentimiento Informado.

El Consentimiento Informado es un documento informativo en donde se invita a las personas a participar en una investigación. El aceptar y firmar los lineamientos que establece dicho formato, autoriza a una persona a participar en un estudio así como también permite que la información recolectada durante dicho estudio, pueda ser utilizada por el o los investigadores del proyecto en la elaboración de análisis y comunicación de esos resultados. (http://www.innsz.mx/opencms/contenido/investigacion/comiteEtica/consentimiento_inf.html)

En el ámbito de salud, es la autorización que hace una persona con plenas facultades físicas y mentales para que los y las profesionales de la salud puedan realizar un tratamiento o procedimiento. (https://encolombia.com/medicina/revistas-medicas/heraldo-medico/vol-231/heraldo231-cosentimiento/)

Es importante recalcar que en este formato se establecen claramente las condiciones del tratamiento y se especifica el objetivo por el cual se firma, que en este caso era para dar cumplimiento a un trabajo final de grado. El título inicial de este proyecto era distinto al actual, razón por la cual se verá ese diferencia en los formatos del Consentimiento Informado y las encuestas.

A cada persona que aceptó ser voluntario(a) se le pidió firmar este acuerdo de manera que las reglas del trabajo estuvieran claras con respecto al objetivo de la investigación y la manera como se harían los tratamientos. (Anexo 2)

Estrategia Comunicacional.

Para mantener una comunicación fluida con todos los voluntarios, se creó un grupo con la aplicación Whatssap de los celulares. Por esa misma vía se establecieron Las Reglas y Metodología de Trabajo.

El Tratamiento Propuesto en esta Investigación

El tratamiento de las enfermedades con Acupuntura depende principalmente de las combinaciones de los puntos de los meridianos y su red de canales para ejercer su efecto en diferentes zonas corporales y así recuperar la salud del individuo. Cada punto tiene una afectación particular hacia las enfermedades, los síndromes y los síntomas que puede tratar. Además cada punto se selecciona en base a la teoría de que el flujo de energía de los meridianos puede ser balanceado con la selección y combinación de puntos, sin embargo, una vez combinados, los puntos pueden ejercer una influencia para tratar diferentes síntomas, síndromes y enfermedades.

En cada meridiano existe un número limitado de puntos que se usa repetidamente por su versatilidad en el tratamiento de una gran variedad de enfermedades y enfermos.

Por mucho tiempo se ha sabido que los puntos más comúnmente usados y de mayor efecto son los localizados abajo de la rodilla y abajo del codo porque tienen más sensibilidad nerviosa, además son los Puntos Comandos, los Shu Antiguos. La acción refleja de estos puntos es muy fuerte cuando son estimulados o sedados. (Garza, 2007)

Tomando esto como base, el enfoque o estrategia de este estudio está basado en hacer un tratamiento a partir del elemento "Fuerte" del Wu Xing, para que su Punto Transmisor, en combinación con un Punto Roé puedan estimular la producción o distribución del colágeno contenido en el cuerpo hacia otras áreas que este lo necesite.

Para ello se hace la historia clínica del paciente (Anexo 3) con el fin de identificar cuál de los 5 movimientos del Wu Xing está menos afectado, es decir, es el más equilibrado o más sano. Ese movimiento lo llamaremos "El Más Fuerte" del sistema Wu Xing.

De ese movimiento, se elige el Punto Transmisor o Dominante Ying y el Punto Transmisor o Dominante Yang.

Estos Puntos Transmisores o Dominantes son los que dan la energía de su propio movimiento a todos los puntos de su mismo nombre y polaridad, es decir, el Ting o Jing de H (1H) transmite su energía a todos los puntos Ting (Jing) de los meridianos Yin, es decir 1R (Yongquan), 1BP (Yin Bai), 11P (Shao Shang), 9MC (Zhongchong) y 9C (Shaochong). Idéntico efecto observamos con el punto estacional de C (8C Shao Fu), que es el Iong (Ying), y transmite a todos los Iong (Ying) de los Yin, es decir 2R (Rangu), 2BP (Dadu), 2H (Xingjian), 8MC (Laogong) y 10P (Yuji). Lo mismo pasa con el dominante de BP (3BP Tai Bai)), que es Iu (Shu), etc. Se debe usar un punto Roe para reforzar el tratamiento de lo que se quiera tratar.

El esquema de trabajo para los tratamientos comprende un total de 13 encuentros con el paciente, durante los cuales se hará una distribución de sesiones en las que se punturarán los Puntos Transmisores Yin y luego otras sesiones con los Puntos Transmisores Yang o a la inversa según como se haya iniciado en cada caso.

Se harán 3 evaluaciones del colágeno con el equipo Analizador Cuántico: Una en la primera sesión, luego a la mitad del proceso que será al finalizar el ciclo de punturas de los Puntos Transmisores Yin para empezar con los Yang (o a la inversa según corresponda) y finalmente cuando culmine el ciclo con los Puntos Transmisores Yang o Yin según el caso.

Todos los puntos se colocan de manera bilateral en los canales que son bilaterales, de lo contrario solo se coloca un solo punto. Antes de comenzar a tratar el motivo de consulta, se debe hacer una regulación energética para darle un orden a la energía, al igual que cuando se proceda a empezar con el cambio de Yin a Yang. La última sesión de tratamiento se cierra colocando el 20DU (Ba Gui) por ser el gran nudo de nudo de todos los canales energéticos.

Metodología de Trabajo.

El trabajo con cada una de las personas voluntarias fue realizado de la siguiente manera pero a los que formaron parte del grupo control (encubiertos) se les aplicó un tratamiento normal de acupuntura según lo referido en el motivo de consulta:

1ª Sesión: Firma del Consentimiento Informado, levantamiento de historia clínica (Anexo 3) para proyectarla en el Wu Xing y evaluación a través del Analizador Cuántico para obtener el valor inicial del colágeno en el cuerpo. Evaluar el Wu Xing y determinar cuál movimiento está más libre de alteraciones (elemento fuerte) para así poder obtener el Punto Transmisor del órgano (Yin) y el Punto Transmisor de la víscera (Yang)

2ª Sesión: Aplicación de tratamiento de Acupuntura para regularizar el centro energético: 12RM (Zhongwan) + 4IG (He Gu) + 36E (Zu San Li).

3ª a 5ª Sesión: Aplicar el Punto Transmisor Yin, según lo evaluado en el Wu Xing con su historia clínica + el Punto Roé según el requerimiento planteado en el motivo de consulta. Un grupo de personas se empezó con el Punto Transmisor Yin y otro grupo con el Yang. De esta manera se trabajaron 3 grupos: El de control, los que empezaron con el Punto Transmisor Yin y los que empezaron con el Punto Transmisor Yan.

6ª Sesión: Se vuelve a regular el centro energético con Acupuntura: 12RM (Zhongwan) + 4IG (He Gu) + 36E (Zu San Li).

7ª Sesión: Se hace la 2da evaluación con el Analizador Cuántico para obtener los nuevos valores del colágeno en el cuerpo y compararlos con la primera evaluación. Se continúa el tratamiento pero ahora se cambia la polaridad a Yang.

7ª a 9ª Sesión: Igual a las sesiones 3ª a 5ª pero el Punto Transmisor a colocar es Yang, es decir, el de la víscera y al que había empezado en el Punto Transmisor Yang, ahora se le coloca el Yin.

10ª Sesión: Se vuelve a regular el centro energético con Acupuntura y se cierra el ciclo de tratamientos con el 20DU (Ba Gui), así: 12RM (Zhongwan) + 4IG (He Gu) + 36E (Zu San Li) + 20DU (Ba Gui).

11ª Sesión: Se hace evaluación con el Analizador Cuántico para obtener los nuevos valores del colágeno en el cuerpo y compararlos con las dos primeras evaluaciones para obtener los resultados finales y determinar si hubo o no mejora en el colágeno corporal y cuáles alteraciones de salud disminuyeron o desaparecieron.

Para organizar este trabajo se estableció un cronograma de visitas a cada persona para poder dar cumplimiento ordenado y sistemático al tratamiento (Anexo 4)

Justificación del Modelo de Tratamiento Propuesto

- ✓ ¿Por qué los Puntos Transmisores?

Porque en el sistema debe existir un balance, un equilibrio. Cuando analizamos la historia clínica representada en el Wu Xing, vemos el desequilibrio donde unos elementos tienen más vacíos o plenitudes que otros y por eso existe la alteración de salud. Al colocar el punto transmisor desde el elemento que está más sano, este puede transmitir o repartir una parte de todo su contenido hacia los demás que lo están necesitando. A fin de cuentas, los Shu Antiguos significan que todos los elementos contienen a los demás y por eso el transmisor es capaz de repartir su energía de manera administrada donde el sistema lo necesita.

Como ya se ha explicado a lo largo de este trabajo, estos puntos tienen la misma función y carga energética. Los cinco órganos, representan los cinco tejidos, los cinco sentidos, los cinco sentimientos, esto es, los cinco órganos representan, en sí mismos, a todo el organismo. Están interconectados internamente a través de trayectos orgánicos que se anastomosan en el Xin Bao.

También están interconectados externamente a través de rutas electromagnéticas específicas o campos de fuerza que mediante circuitos de resonancia (meridianos principales) se intercomunican, de tal forma que cada órgano y sus proyecciones energéticas contienen a su vez el influjo del resto del sistema. Y así surgen en cada meridiano cuatro puntos resonantes con el resto de los órganos y un punto que envía dicha energía a los otros cuatro, dando lugar a los denominados cinco puntos Shu Antiguos. (http://www.cemetc.es/blog.php?publi=6-punto-dominante-)

- ✓ ¿Por qué el segundo punto debe ser un Punto Roé?

Porque son puntos de acción especial que nos van a permitir enfocar el trabajo hacia el motivo de consulta. Es una manera de decirle al cuerpo (sistema) algo así como: Todo lo que el transmisor va a mandar, concrétalo de manera especial en…

- ✓ ¿Por qué no se trataron los índices de colágeno que estaban en deficiencia al hacer la evaluación con el Analizador Cuántico?

Porque para la persona es más importante su motivo de consulta. La alteración de salud tiene que ver con una disminución del colágeno respectivo y de alguna manera el cuerpo lo absorbe de otro lado para compensar, generándole deficiencia de dicha proteína a alguna parte del cuerpo que es la que el Analizador Quántico indica con valores bajos. El Analizador Cuántico ofrece resultados de cada tipo de colágeno donde se pueden ver los que están bajos, altos o normales, sin embargo, para efectos del tratamiento aquí propuesto, lo que se quiso medir es la nivelación de todos los colágenos tomando como base la historia clínica y el motivo de consulta del paciente que será estimulado a través de un Punto Transmisor y un Punto Roé.

Casos Analizados

Se trataron los siguientes casos. Las lecturas de los colores corresponden a: rojos (**grupo control**), azul (iniciaron en Yin) y verde (iniciaron en Yang)

N° 1: Paciente femenina de 101 años de edad que consulta por dolor en dedos de las manos, el dedo medio de la mano izquierda se engatilla, limitaciones para sujetar objetos y artrosis degenerativa en rodillas.

Nº 2: Paciente femenina de 20 años de edad que consulta por migraña desde muy pequeña

N° 3: Paciente femenina de 37 años de edad que consulta por quiste en endometrio, en ovario izquierdo.

N° 4: Paciente femenina de 50 años de edad que consulta por tensión muscular a nivel de escápula izquierda.

N° 5: Paciente femenina de 67 años de edad que consulta por fibromialgia desde hace 30 años.

N° 6: Paciente femenina de 65 años de edad que consulta por dolores en zona escapular y ciática en pierna izquierda.

N° 7: Paciente masculino de 55 años de edad que consulta por pesadez en el cuerpo y dolor general en la espalda.

N° 8: Paciente femenina de 49 años de edad que consulta por síntomas menopáusicos y dolores articulares.

N° 9: Paciente femenina de 49 años de edad que consulta por hiperglicemia e hipercolesterolemia.

N° 10: Paciente masculino de 61 años de edad que consulta por dolor de rodilla derecha debido a una caída.

N° 11: Paciente masculino de 59 años de edad que consulta por agotamiento.

N° 12: Paciente femenina de 23 años de edad que consulta por irregularidad de la menstruación y ovarios poliquísticos.

N° 13: Paciente femenina de 56 años de edad que consulta por lumbago.

N° 14: Paciente femenina de 89 años de edad que consulta por vértigos y dolores articulares.

N° 15: Paciente femenina de 72 años de edad que consulta por dolores en brazos y espalda, los pies se le doblan cuando se levanta en las mañanas y los dedos de las manos también le duelen.

Nº 16: Paciente femenina de 19 años de edad que consulta por colon irritable, dolor de rodillas, triglicéridos altos y el colesterol bueno bajo.

Nº 17: Paciente masculino de 49 años de edad que consulta por dolor de rodillas y mareos al levantarse si está agachado.

Nº 18: Paciente femenina de 58 años de edad que consulta por molestia en la rodilla izquierda, le amanece hinchada, dolor leve en pie izquierdo y molestias en el 5º dedo del pié.

Nº 19: Paciente masculino de 65 años de edad que consulta por inflamación de la próstata.

Materiales Utilizados

El material utilizado para llevar a cabo todo este estudio durante las 11 semanas fueron los siguientes:

- ✓ Agujas filiformes para Acupuntura de las medidas 0,20 x 25 y 0,25 x 13
- ✓ Algodón
- ✓ Pinza mosquito para sujetar el algodón
- ✓ Alcohol
- ✓ Equipo Analizador Cuántico
- ✓ Laptop Acer
- ✓ Formatos para historias clínicas
- ✓ Hojas blancas
- ✓ No se usó camillas sino la cama o sofá de cada persona ya que los tratamientos fueron realizados a domicilio

Ejemplo de tratamientos.

Aquí se detalla el proceso de 3 casos con los tratamientos aplicados:

Caso Control, identificado como Nº 1: Paciente femenina de 101 años de edad que consulta por dolor en dedos de las manos, el dedo medio de la mano izquierda se engatilla, limitaciones para sujetar objetos y artrosis degenerativa en rodillas.

En su historia clínica relata que tuvo tifus a los 8 años. En el 2012 fue hospitalizada por trastornos de helicobacter pylori y ese mismo año le extrajeron la vesícula biliar. Toda su familia es longeva. No tiene tratamientos médicos rigurosos pero de vez en cuando se toma la pastilla para controlar la tensión. Evacuaciones normales. Toma mucha agua. Es de buen apetito y come de todo. Tiene sueño varias veces en el día. Lee sin necesidad de usar lentes. Dificultad para oir por el oído derecho.

Observaciones del terapeuta: Palma de las manos muy rojas, piel delicada y muy fina por la edad, es enérgica y conversadora. Tiene excelente energía a pesar de la edad.

Agujas utilizadas: 0.25 x 13

1ª Sesión: Firma del Consentimiento Informado, levantamiento de historia clínica, Evaluación con Analizador Cuántico.

2ª Sesión: Regularizar el centro energético: 12RM (Zhongwan) + 4IG (He Gu) + 36E (Zu San Li)

3ª a 5ª Sesión: Como está en el grupo de control, se le comenzó a tratar su motivo de consulta pero sin el Punto Transmisor. Por otra parte, al ser una persona de mucha edad, se tuvo el cuidado de colocar pocas agujas.

Tratamiento: 5MC (Jian Shi) como punto Luo de Grupo de los 3 Yin de la mano (P, MC, C) debido a su molestia con el dedo medio que se le engatillaba, y se le colocó el punto 11IG (Qu

Chi) ya que tiene propiedades para despejar el calor y refrescar la sangre. Los puntos se alternaron en las 3 sesiones de un lado al otro.

6ª Sesión: Se le hizo regulación energética con Acupuntura: 12RM (Zhongwan) + 4IG (He Gu) + 36E (Zu San Li).

7ª Sesión: Evaluación con el Analizador Cuántico para obtener los nuevos valores del colágeno en el cuerpo y compararlos con la primera evaluación.

7ª a 9ª Sesión: Tratamiento: 144PC (Xi Xia) + 145PC (Xi Yang) de manera bilateral para tratar la rodilla.

10ª Sesión: Al ser la última sesión, se hace regulación energética y se puntura el 20DU (Ba Gui): 12RM (Zhongwan) + 4IG (He Gu) + 36E (Zu San Li) + 20DU (Ba Gui)

11ª Sesión: Evaluación con el Analizador Cuántico para obtener los nuevos valores del colágeno en el cuerpo y compararlos con las dos primeras evaluaciones para obtener los resultados finales y determinar si hubo o no mejora en el colágeno corporal y cuáles alteraciones de salud disminuyeron o desaparecieron.

Sus resultados fueron: La paciente refirió mejoría del dolor de las manos y ligera mejoría en las rodillas. El colágeno general de su cuerpo mostró mejoría en un 4.09%, como se puede apreciar en este extracto de la tabla general de resultados:

	SECUENCIA DEL TRATAMIENTO	EDAD	OJOS	% VARIACIÓN	DIENTES	% VARIACIÓN	CABELLO Y PIEL	% VARIACIÓN	SISTEMA ENDOCRINO	% VARIACIÓN	SISTEMA CIRCULATORIO	% VARIACIÓN	SISTEMA DIGESTIVO	% VARIACIÓN	SISTEMA INMUNOLÓGICO	% VARIACIÓN
RANGO DE VALORES NORMALES >>>>>			6,352 - 8,325		7,245 - 8,562		4,533 - 6,179		6,178 - 8,651		3,586 - 4,337		3,492 - 4,723		3,376 - 4,582	
Voluntario Nº 1	Control	101														
1ra Medición del Colágeno			3,434		7,302		1,846		8,372		2,512		2,431		4,292	
2da Medición del Colágeno			3,573	3,89	8,222	11,19	2,098	12,01	7,114	-17,68	2,656	6,89	2,504	2,92	3,892	-10,28
3ra Medición del Colágeno			3,719	7,66	8,029	9,05	2,297	19,63	8,438	0,78	2,817	10,83	2,669	8,92	4,195	-2,31

	SISTEMA MOTOR	% VARIACIÓN	TEJIDO MUSCULAR	% VARIACIÓN	METABOLISMO DE LAS GRASAS	% VARIACIÓN	DESINTOXICACIÓN Y METABOLISMO	% VARIACIÓN	SISTEMA REPRODUCTIVO	% VARIACIÓN	SISTEMA NERVIOSO	% VARIACIÓN	SISTEMA RESPIRATORIO	% VARIACIÓN	PROMEDIO DE MEJORA
RANGO DE VALORES NORMA	6,458 - 8,133		6,552 - 8,268		6,338 - 8,368		6,187 - 8,466		3,778 - 4,985		3,357 - 4,239		6,256 - 8,682		%
Voluntario Nº 1															
1ra Medición del Colágeno	6,869		5,325		5,56		6,941		3,631		3,404		6,955		
2da Medición del Colágeno	7,31	6,03	5,347	0,41	5,624	1,14	6,491	-6,93	3,675	1,30	4,149	17,96	8,105	14,19	3,07
3ra Medición del Colágeno	6,596	-4,14	5,591	4,76	5,867	5,23	6,44	-7,78	3,934	7,70	3,632	6,28	6,357	-9,41	4,09

Color Azul: dentro del rango   Color Verde: Fuera de rango bajo

Anaranjado: Fuera de Rango medio   Rojo: Fuera de Rango alto

Caso iniciado con Punto Transmisor Yang, Identificada como Nº 12: Paciente femenina de 23 años de edad que consulta por irregularidad de la menstruación y ovarios poliquísticos. Solo menstruaba con tratamientos anticonceptivos. Asmática. Dolores de cabeza constantes en zona temporal. Toma mucha agua. Rechaza sabores amargo, picante y agrio.

Análisis: Al evaluar su historia clínica en el Wu Xing se observa que el elemento tierra no ha sido notablemente afectado y se entiende como "elemento fuerte" para trabajar su caso.

Puntos Transmisores del elemento Tierra: 36E (Zu San Li) es Yang y 3BP (Tai Bai) es Yin

Observaciones del terapeuta: Actitud de flojera y fastidio en sus movimientos que poco a poco fue mejorando a lo largo del proceso.

Agujas utilizadas: 0.20 x 25

1ª Sesión: Firma del Consentimiento Informado, levantamiento de historia clínica, Evaluación con Analizador Cuántico.

2ª Sesión: Regularizar el centro energético: 12RM (Zhongwan) + 4IG (He Gu) + 36E (Zu San Li) de manera bilateral

3ª a 5ª Sesión: Se le comenzó a tratar con el Punto Transmisor 36E (Zu San Li) por ser Yang y el Punto Roé elegido fue 10BP (Xue Hai) por ser un punto que mueve la sangre y libera los estancamientos de sangre. Además está indicado para problemas menstruales. Se trató bilateral.

6ª Sesión: Se le hizo regulación energética con Acupuntura: 12RM (Zhongwan) + 4IG (He Gu) + 36E (Zu San Li).

7ª Sesión: Evaluación con el Analizador Cuántico para obtener los nuevos valores del colágeno en el cuerpo y compararlos con la primera evaluación.

7ª a 9ª Sesión: A partir de aquí correspondió el Transmisor 3BP (Tai Bai) por ser Yin y el Punto Roé se mantuvo el 10BP (Xue Hai) por ser un punto que mueve la sangre y libera los estancamientos de sangre. Además está indicado para problemas menstruales. Se trató bilateral.

10ª Sesión: Al ser la última sesión, se hace regulación energética y se puntura el 20DU (Ba Gui): 12RM (Zhongwan) + 4IG (He Gu) + 36E (Zu San Li) + 20DU (Ba Gui) de manera bilateral

11ª Sesión: Evaluación con el Analizador Cuántico para obtener los nuevos valores del colágeno en el cuerpo y compararlos con las dos primeras evaluaciones para obtener los resultados finales y determinar si hubo o no mejora en el colágeno corporal y cuáles alteraciones de salud disminuyeron o desaparecieron.

Sus resultados fueron: En la 3ra sesión la paciente refirió sentir mayor humedad vaginal de lo habitual en ella y para la 6ta sesión ya tenía 2 días menstruando normal sin haber tomado anticonceptivos. El colágeno general de su cuerpo mostró mejoría en un 7.6%, como se puede apreciar en este extracto de la tabla general de resultados:

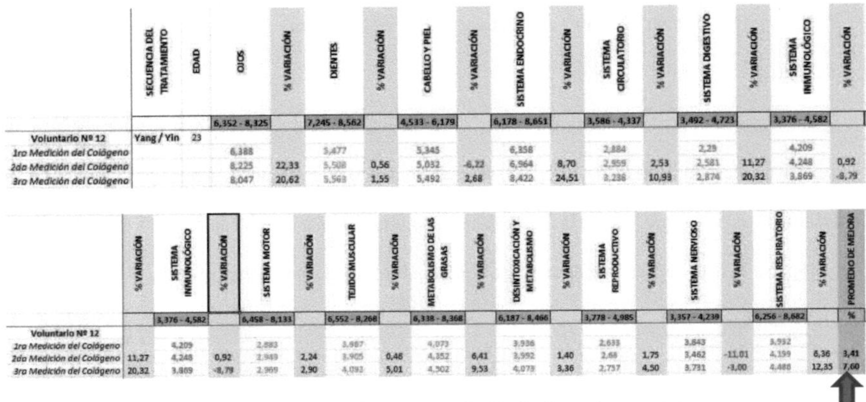

	SECUENCIA DEL TRATAMIENTO	EDAD	OJOS	% VARIACIÓN	DIENTES	% VARIACIÓN	CABELLO Y PIEL	% VARIACIÓN	SISTEMA ENDOCRINO	% VARIACIÓN	SISTEMA CIRCULATORIO	% VARIACIÓN	SISTEMA DIGESTIVO	% VARIACIÓN	SISTEMA INMUNOLÓGICO	% VARIACIÓN
			6,352 - 8,325		7,245 - 8,562		4,533 - 6,179		6,178 - 8,651		3,586 - 4,337		3,492 - 4,723		3,376 - 4,582	
Voluntario Nº 12	Yang / Yin	23														
1ro Medición del Colágeno			6,388		5,477		5,345		6,358		2,884		2,29		4,209	
2do Medición del Colágeno			8,225	22,33	5,508	0,56	5,032	-6,22	6,964	8,70	2,959	2,53	2,581	11,27	4,248	0,92
3ro Medición del Colágeno			8,047	20,62	5,563	1,55	5,492	2,68	8,422	24,51	3,236	10,93	2,874	20,32	3,869	-8,79

	% VARIACIÓN	SISTEMA INMUNOLÓGICO	% VARIACIÓN	SISTEMA MOTOR	% VARIACIÓN	TEJIDO MUSCULAR	% VARIACIÓN	METABOLISMO DE LAS GRASAS	% VARIACIÓN	DESINTOXICACIÓN Y METABOLISMO	% VARIACIÓN	SISTEMA REPRODUCTIVO	% VARIACIÓN	SISTEMA NERVIOSO	% VARIACIÓN	SISTEMA RESPIRATORIO	% VARIACIÓN	PROMEDIO DE MEJORA
		3,376 - 4,582		6,458 - 8,133		6,552 - 8,268		6,338 - 8,368		6,187 - 8,466		3,778 - 4,985		3,357 - 4,239		6,256 - 8,682		%
Voluntario Nº 12																		
1ro Medición del Colágeno		4,209		2,883		3,987		4,073		3,936		2,633		3,843		3,932		
2do Medición del Colágeno	11,27	4,248	0,92	2,949	2,24	3,905	0,46	4,352	6,41	3,992	1,40	2,68	1,75	3,462	-11,01	4,199	6,36	3,41
3ro Medición del Colágeno	20,32	3,869	-8,79	2,969	2,90	4,093	5,01	4,502	9,53	4,073	3,36	2,757	4,50	3,731	-3,00	4,488	12,35	7,60

Color Azul: dentro del rango   Color Verde: Fuera de rango bajo

Anaranjado: Fuera de Rango medio   Rojo: Fuera de Rango alto

Caso iniciado con Punto Transmisor Yin. Identificado como Nº 19: Paciente masculino de 65 años de edad que consulta por inflamación de la próstata. Manifiesta baja presión de orina, sin dolor y sin olor. Color normal. En el 2004 fue operado de columna lumbar y tiene prótesis de titanium para mantener posición de la columna. Tomo tratamiento para la tensión alta. Evacúa 1 vez diariamente. Toma agua solo si tiene sed. Brazo izquierdo cicatriz profunda por accidente en el año 1974 que obstruye MC, TR, C e ID.

Análisis: Al evaluar su historia clínica en el Wu Xing se observa que los elementos tierra, metal y madera no ha sido notablemente afectados y se entienden como "elementos fuertes" para trabajar su caso. Cualquiera de ellos puede elegirse pero como su problema está en el elemento agua, se eligió como "Fuerte" el elemento tierra por ser el que lo controla en el Ciclo Ke.

Puntos Transmisores del elemento Tierra: 36E (Zu San Li) es Yang y 3BP (Tai Bai) es Yin

Observaciones del terapeuta: No hubo observaciones relevantes aparte de la cicatriz del brazo.

Agujas utilizadas: 0.20 x 25

1ª Sesión: Firma del Consentimiento Informado, levantamiento de historia clínica, Evaluación con Analizador Cuántico.

2ª Sesión: Regularizar el centro energético: 12RM (Zhongwan) + 4IG (He Gu) + 36E (Zu San Li) de manera bilateral

3ª a 5ª Sesión: Se le comenzó a tratar con el Punto Transmisor 3BP (Tai Bai) por ser Yin y el Punto Roé elegido fue 39V (Wei Yang) por ser un punto que regula el TR inferior. Se trató bilateral.

6ª Sesión: Se le hizo regulación energética con Acupuntura: 12RM (Zhongwan) + 4IG (He Gu) + 36E (Zu San Li). Bilateral

7ª Sesión: Evaluación con el Analizador Cuántico para obtener los nuevos valores del colágeno en el cuerpo y compararlos con la primera evaluación.

7ª a 9ª Sesión: A partir de aquí correspondió el Transmisor 36E (Zu San Li) por ser Yang y el Punto Roé se cambió a 41VB (Zu Lin Qi) por ser un punto que regula lo alto y lo bajo. Se trató bilateral.

10ª Sesión: Al ser la última sesión, se hace regulación energética y se puntura el 20DU (Ba Gui): 12RM (Zhongwan) + 4IG (He Gu) + 36E (Zu San Li) + 20DU (Ba Gui) de manera bilateral

11ª Sesión: Evaluación con el Analizador Cuántico para obtener los nuevos valores del colágeno en el cuerpo y compararlos con las dos primeras evaluaciones para obtener los resultados finales y determinar si hubo o no mejora en el colágeno corporal y cuáles alteraciones de salud disminuyeron o desaparecieron.

Sus resultados fueron: A lo largo de las 11 semanas fue refiriendo mejoría leve para orinar. El colágeno general de su cuerpo mostró mejoría en un 1.42%, como se puede apreciar en este extracto de la tabla general de resultados:

	SECUENCIA DEL TRATAMIENTO	EDAD	OJOS	% VARIACIÓN	DIENTES	% VARIACIÓN	CABELLO Y PIEL	% VARIACIÓN	SISTEMA ENDOCRINO	% VARIACIÓN	SISTEMA CIRCULATORIO	% VARIACIÓN	SISTEMA DIGESTIVO	% VARIACIÓN	SISTEMA INMUNOLÓGICO	% VARIACIÓN
			6,352 - 8,325		7,245 - 8,562		4,533 - 6,179		6,178 - 8,651		3,586 - 4,337		3,492 - 4,723		3,376 - 4,582	
Voluntario Nº 19	**Yin / Yang**	65														
1ra Medición del Colágeno			2,931		6,845		5,397		4,359		1,964		3,012		3,132	
2da Medición del Colágeno			3,047	3,81	6,936	1,31	5,04	-7,08	4,529	3,75	2,091	6,07	3,223	6,55	3,21	2,43
3ra Medición del Colágeno			3,147	6,86	6,991	2,09	4,623	-16,74	4,623	5,71	2,14	8,22	3,45	12,70	3,365	6,92

SISTEMA MOTOR	% VARIACIÓN	TEJIDO MUSCULAR	% VARIACIÓN	METABOLISMO DE LAS GRASAS	% VARIACIÓN	DESINTOXICACIÓN Y METABOLISMO	% VARIACIÓN	SISTEMA REPRODUCTIVO	% VARIACIÓN	SISTEMA NERVIOSO	% VARIACIÓN	SISTEMA RESPIRATORIO	% VARIACIÓN	PROMEDIO DE MEJORA
6,458 - 8,133		6,552 - 8,268		6,338 - 8,368		6,187 - 8,466		3,778 - 4,985		3,357 - 4,239		6,256 - 8,682		%
6,939		7,209		3,573		8,041		4,199		3,379		7,196		
6,977	0,54	8,09	10,89	3,698	3,38	7,033	-14,33	3,839	-9,38	3,541	4,57	7,223	0,37	0,92
6,656	-4,25	8,063	10,59	3,72	3,95	6,648	-20,95	4,259	1,41	4,095	17,48	6,305	-14,13	1,42

Color Azul: dentro del rango Color Verde: Fuera de rango bajo

Anaranjado: Fuera de Rango medio Rojo: Fuera de Rango alto

Capítulo IV

Los Resultados

De las Encuestas al Público

Ante la pregunta *¿Qué sabes del colágeno? Por favor no busques en internet la información, lo que necesito es tu respuesta pura y simple de lo que sabes.*

En este cuadro podemos observar claramente que el 70% de la población encuestada sabe que el colágeno está asociado a la piel, la edad, las articulaciones y los músculos, mientras que solo el 12.5% sabe de alguna de sus bondades como tratamiento terapéutico o beneficios para la salud.

Asociación	Cantidad	%	
Piel	16	40	
Edad	7	17,5	70,00%
Articulaciones y Músculos	5	12,5	
Cáncer	1	2,5	
Sistema Inmunológico	1	2,5	12,50%
Tratamiento Terapéutico	3	7,5	
Uñas	3	7,5	
Cabellos	3	7,5	17,50%
Otras Respuestas	1	2,5	
Total	40	100	

De las Encuestas a Médicos

Como resultado de la encuesta realizada a los médicos, en cuanto a su conocimiento de esta proteína, se puede apreciar en el siguiente cuadro que el 67.5% tiene información de la presencia del colágeno en la piel, articulaciones y músculos; el 25% coincide en que es para regenerar cartílados y forman parte del sostén conectivo. Extrañamente el 7.5% de los médicos encuestados manifestaron no saber nada del colágeno.

ENCUESTA A MÉDICOS

Asociación	Cantidad	%	
Piel	20	50	67,50%
Articulaciones y Músculos	7	17,5	
Nada	3	7,5	
Regenerar Cartílagos	5	12,5	25%
Sosten Tejido Conectivo	5	12,5	
Total	40	100	

Por otra parte, en la misma encuesta se les preguntó alguna especificación sobre las respuestas anteriores, y encontramos que el 30% indicó que el colágeno no tiene contraindicaciones a menos que la persona manifieste alguna alergia al mismo, especialmente si no es natural.

El 15% asevera que el colágeno tiene aplicación médica, contrarrestando al 7.5% que lo niega.

A pesar de que tiene aplicación médica, esto se reserva a traumatólogos y fisioterapeutas, quienes si lo prescriben en sus récipes como tratamiento para el paciente, pero los resultados indicaron que el 22.5% de los médicos no lo hacen, bien porque no saben nada o alegan que no es su área.

ENCUESTA A MÉDICOS

Asociación	Cantidad	%
No Tiene Contraindicación	12	30
Sí Tiene Aplicación Médica	6	15
No Aplicación Médica	3	7,5
No Lo Anota en Récipe	9	22,5
No Sabe Nada	3	7,5
No es su área	2	5
Puede haber Alergias	5	12,5
Total	40	100

De la Evaluación del Colágeno con el Analizador Cuántico

Habiendo realizado la recopilación de datos de los valores obtenidos con el Analizador Cuántico, durante el tratamiento experimental, se pudo observar, y se muestra en el cuadro a continuación, la existencia de una dinámica de variación de dichos valores entre los distintos colágenos durante el período de tratamiento. Dicha variación mantuvo la tendencia hacia la mejora y el equilibrio distribuyéndose el colágeno desde las zonas de mayor concentración hacia las que tenían menor concentración.

En el cuadro podemos apreciar que el porcentaje de variación osciló en un promedio de 3,56% a lo largo de las 11 semanas, lo cual se considera muy satisfactorio como prueba piloto.

El verbatúm de los voluntarios participantes manifestaron en general sentirse mejor en sus condiciones físicas tratadas.

Con la observación de esos resultados, se puede inferir que el tratamiento propuesto tiene efecto positivo y logra el objetivo de equilibrar los valores del colágeno desde las zonas con mayor concentración hacia las otras donde es menor.

Por otra parte, como detalle característico que llama la atención, es que las personas que fueron tratadas de manera diferente (control), siguiendo los protocolos habituales y conocidos por la Acupuntura, también mostraron resultados satisfactorios con la redistribución de sus colágenos, sintiendo mejoría en general.

Esto deja una incógnita nueva para un nuevo estudio, pues habría que investigar si el colágeno se redistribuye independientemente del tratamiento acupuntural que se trate y ese pueda ser parte de la explicación que complementaría, a los ya existentes estudios, del por qué y cómo funciona la Acupuntura.

La autora explica que en el cuadro que se muestra a continuación, se puede apreciar el valor inicial de cada tipo de colágeno y su variación porcentual, mostrada en las 2 evaluaciones siguientes.

Se encuentran indicados en la parte superior, los valores standard de un parámetro normal, al igual que se puede apreciar en cualquier examen de laboratorio común para así resaltar los resultados.

En el extremo derecho del cuadro aparecen los resultados porcentuales en promedio de cada caso.

Los valores indicados por el Analizador Cuántico son en unidades cuánticas, es decir, no son los mismo valores numéricos que se aprecian en los exámenes de laboratorio y manejados por la ciencia médica.

Para que un médico pueda entender estos resultados, solo debe interpretar qué significa para él, que el valor del parámetro que se revisa, esté por encima o por debajo del rango estándar considerado normal, de esa manera podrá hacer un diagnóstico bastante aproximado a la realidad de la evaluación, corroborarlo en clínica o con nuevos exámenes más científicos.

El Analizador Cuántico muestra los resultados en colores, de la siguiente manera:

- Color Azul: Normal
- Verde: Ligeramente desequilibrado
- Anaranjado: Desequilibrio moderado que puede ser causal de lo verde
- Rojo: Severamente desequilibrado

A continuación se muestra el cuadro de resultados generales y luego por cada grupo de estudio, es decir, Control, los que iniciaron con los Puntos Transmisores Yin y los que empezaron con los Puntos Transmisores Yang.

RESULTADOS DE EVALUACIONES DEL COLÁGENO A LOS VOLUNTARIOS

	Secuencia del tratamiento	Edad	Ojos	% Variación	Dientes	% Variación	Cabello y piel	% Variación	Sistema endocrino	% Variación	Sistema circulatorio	% Variación	Sistema digestivo	% Variación	Sistema inmunológico	% Variación	Sistema motor	% Variación	Tejido muscular	% Variación	Metabolismo de las grasas	% Variación	Desintoxicación y metabolismo	% Variación	Sistema reproductivo	% Variación	Sistema nervioso	% Variación	Sistema respiratorio	% Variación	Promedio de mejora
VALORES NORMALES >>>>>			[illegible]		7,245 - 8,962		[illegible]		6,178 - 8,651		3,580 - 4,337		3,492 - 4,723		3,371 - 4,582		[illegible]		[illegible]		[illegible]		[illegible]		[illegible]		[illegible]		[illegible]		%
Voluntario Nº 1	Control	101																													
1ra Medición			[illegible]		[illegible]		[illegible]		[illegible]		[illegible]		[illegible]		[illegible]		[illegible]		[illegible]		[illegible]		[illegible]		[illegible]		[illegible]		[illegible]		[illegible]		
2da Medición			[illegible]	[illegible]	[illegible]	[illegible]	[illegible]	[illegible]	[illegible]	[illegible]	[illegible]	[illegible]	[illegible]	[illegible]	[illegible]	[illegible]	[illegible]	[illegible]	[illegible]	[illegible]	[illegible]	[illegible]	[illegible]	[illegible]	[illegible]	[illegible]	[illegible]	[illegible]	[illegible]	[illegible]	[illegible]
3ra Medición			[illegible]	[illegible]	[illegible]	[illegible]	[illegible]	[illegible]	[illegible]	[illegible]	[illegible]	[illegible]	[illegible]	[illegible]	[illegible]	[illegible]	[illegible]	[illegible]	[illegible]	[illegible]	[illegible]	[illegible]	[illegible]	[illegible]	[illegible]	[illegible]	[illegible]	[illegible]	[illegible]	[illegible]	[illegible]
Voluntario Nº 2	Yin / Yang	20																													
1ra Medición			[illegible]		[illegible]		[illegible]		[illegible]		[illegible]		[illegible]		[illegible]		[illegible]		[illegible]		[illegible]		[illegible]		[illegible]		[illegible]		[illegible]		[illegible]		
2da Medición			[illegible]	[illegible]	[illegible]	[illegible]	[illegible]	[illegible]	[illegible]	[illegible]	[illegible]	[illegible]	[illegible]	[illegible]	[illegible]	[illegible]	[illegible]	[illegible]	[illegible]	[illegible]	[illegible]	[illegible]	[illegible]	[illegible]	[illegible]	[illegible]	[illegible]	[illegible]	[illegible]	[illegible]	[illegible]
3ra Medición			[illegible]	[illegible]	[illegible]	[illegible]	[illegible]	[illegible]	[illegible]	[illegible]	[illegible]	[illegible]	[illegible]	[illegible]	[illegible]	[illegible]	[illegible]	[illegible]	[illegible]	[illegible]	[illegible]	[illegible]	[illegible]	[illegible]	[illegible]	[illegible]	[illegible]	[illegible]	[illegible]	[illegible]	[illegible]
Voluntario Nº 3	Control	37																													
1ra Medición			[illegible]		[illegible]		[illegible]		[illegible]		[illegible]		[illegible]		[illegible]		[illegible]		[illegible]		[illegible]		[illegible]		[illegible]		[illegible]		[illegible]		[illegible]		
2da Medición			[illegible]	[illegible]	[illegible]	[illegible]	[illegible]	[illegible]	[illegible]	[illegible]	[illegible]	[illegible]	[illegible]	[illegible]	[illegible]	[illegible]	[illegible]	[illegible]	[illegible]	[illegible]	[illegible]	[illegible]	[illegible]	[illegible]	[illegible]	[illegible]	[illegible]	[illegible]	[illegible]	[illegible]	[illegible]
3ra Medición			[illegible]	[illegible]	[illegible]	[illegible]	[illegible]	[illegible]	[illegible]	[illegible]	[illegible]	[illegible]	[illegible]	[illegible]	[illegible]	[illegible]	[illegible]	[illegible]	[illegible]	[illegible]	[illegible]	[illegible]	[illegible]	[illegible]	[illegible]	[illegible]	[illegible]	[illegible]	[illegible]	[illegible]	[illegible]
Voluntario Nº 4	Yang / Yin	50																													
1ra Medición			[illegible]		[illegible]		[illegible]		[illegible]		[illegible]		[illegible]		[illegible]		[illegible]		[illegible]		[illegible]		[illegible]		[illegible]		[illegible]		[illegible]		[illegible]		
2da Medición			[illegible]	[illegible]	[illegible]	[illegible]	[illegible]	[illegible]	[illegible]	[illegible]	[illegible]	[illegible]	[illegible]	[illegible]	[illegible]	[illegible]	[illegible]	[illegible]	[illegible]	[illegible]	[illegible]	[illegible]	[illegible]	[illegible]	[illegible]	[illegible]	[illegible]	[illegible]	[illegible]	[illegible]	[illegible]
3ra Medición			[illegible]	[illegible]	[illegible]	[illegible]	[illegible]	[illegible]	[illegible]	[illegible]	[illegible]	[illegible]	[illegible]	[illegible]	[illegible]	[illegible]	[illegible]	[illegible]	[illegible]	[illegible]	[illegible]	[illegible]	[illegible]	[illegible]	[illegible]	[illegible]	[illegible]	[illegible]	[illegible]	[illegible]	[illegible]
Voluntario Nº 5	Yang / Yin	67																													
1ra Medición			[illegible]		[illegible]		[illegible]		[illegible]		[illegible]		[illegible]		[illegible]		[illegible]		[illegible]		[illegible]		[illegible]		[illegible]		[illegible]		[illegible]		[illegible]		
2da Medición			[illegible]	[illegible]	[illegible]	[illegible]	[illegible]	[illegible]	[illegible]	[illegible]	[illegible]	[illegible]	[illegible]	[illegible]	[illegible]	[illegible]	[illegible]	[illegible]	[illegible]	[illegible]	[illegible]	[illegible]	[illegible]	[illegible]	[illegible]	[illegible]	[illegible]	[illegible]	[illegible]	[illegible]	[illegible]
3ra Medición			[illegible]	[illegible]	[illegible]	[illegible]	[illegible]	[illegible]	[illegible]	[illegible]	[illegible]	[illegible]	[illegible]	[illegible]	[illegible]	[illegible]	[illegible]	[illegible]	[illegible]	[illegible]	[illegible]	[illegible]	[illegible]	[illegible]	[illegible]	[illegible]	[illegible]	[illegible]	[illegible]	[illegible]	[illegible]
Voluntario Nº 6	Yin / Yang	65																													
1ra Medición			[illegible]		[illegible]		[illegible]		[illegible]		[illegible]		[illegible]		[illegible]		[illegible]		[illegible]		[illegible]		[illegible]		[illegible]		[illegible]		[illegible]		[illegible]		
2da Medición			[illegible]	[illegible]	[illegible]	[illegible]	[illegible]	[illegible]	[illegible]	[illegible]	[illegible]	[illegible]	[illegible]	[illegible]	[illegible]	[illegible]	[illegible]	[illegible]	[illegible]	[illegible]	[illegible]	[illegible]	[illegible]	[illegible]	[illegible]	[illegible]	[illegible]	[illegible]	[illegible]	[illegible]	[illegible]
3ra Medición			[illegible]	[illegible]	[illegible]	[illegible]	[illegible]	[illegible]	[illegible]	[illegible]	[illegible]	[illegible]	[illegible]	[illegible]	[illegible]	[illegible]	[illegible]	[illegible]	[illegible]	[illegible]	[illegible]	[illegible]	[illegible]	[illegible]	[illegible]	[illegible]	[illegible]	[illegible]	[illegible]	[illegible]	[illegible]
Voluntario Nº 7	Yin / Yang	35																													
1ra Medición			[illegible]		[illegible]		[illegible]		[illegible]		[illegible]		[illegible]		[illegible]		[illegible]		[illegible]		[illegible]		[illegible]		[illegible]		[illegible]		[illegible]		[illegible]		
2da Medición			[illegible]	[illegible]	[illegible]	[illegible]	[illegible]	[illegible]	[illegible]	[illegible]	[illegible]	[illegible]	[illegible]	[illegible]	[illegible]	[illegible]	[illegible]	[illegible]	[illegible]	[illegible]	[illegible]	[illegible]	[illegible]	[illegible]	[illegible]	[illegible]	[illegible]	[illegible]	[illegible]	[illegible]	[illegible]
3ra Medición			[illegible]	[illegible]	[illegible]	[illegible]	[illegible]	[illegible]	[illegible]	[illegible]	[illegible]	[illegible]	[illegible]	[illegible]	[illegible]	[illegible]	[illegible]	[illegible]	[illegible]	[illegible]	[illegible]	[illegible]	[illegible]	[illegible]	[illegible]	[illegible]	[illegible]	[illegible]	[illegible]	[illegible]	[illegible]
Voluntario Nº 8	Yang / Yin	49																													
1ra Medición			[illegible]		[illegible]		[illegible]		[illegible]		[illegible]		[illegible]		[illegible]		[illegible]		[illegible]		[illegible]		[illegible]		[illegible]		[illegible]		[illegible]		[illegible]		
2da Medición			[illegible]	[illegible]	[illegible]	[illegible]	[illegible]	[illegible]	[illegible]	[illegible]	[illegible]	[illegible]	[illegible]	[illegible]	[illegible]	[illegible]	[illegible]	[illegible]	[illegible]	[illegible]	[illegible]	[illegible]	[illegible]	[illegible]	[illegible]	[illegible]	[illegible]	[illegible]	[illegible]	[illegible]	[illegible]
3ra Medición			[illegible]	[illegible]	[illegible]	[illegible]	[illegible]	[illegible]	[illegible]	[illegible]	[illegible]	[illegible]	[illegible]	[illegible]	[illegible]	[illegible]	[illegible]	[illegible]	[illegible]	[illegible]	[illegible]	[illegible]	[illegible]	[illegible]	[illegible]	[illegible]	[illegible]	[illegible]	[illegible]	[illegible]	[illegible]
Voluntario Nº 9	Control	49																													
1ra Medición			[illegible]		[illegible]		[illegible]		[illegible]		[illegible]		[illegible]		[illegible]		[illegible]		[illegible]		[illegible]		[illegible]		[illegible]		[illegible]		[illegible]		[illegible]		
2da Medición			[illegible]	[illegible]	[illegible]	[illegible]	[illegible]	[illegible]	[illegible]	[illegible]	[illegible]	[illegible]	[illegible]	[illegible]	[illegible]	[illegible]	[illegible]	[illegible]	[illegible]	[illegible]	[illegible]	[illegible]	[illegible]	[illegible]	[illegible]	[illegible]	[illegible]	[illegible]	[illegible]	[illegible]	[illegible]
3ra Medición			[illegible]	[illegible]	[illegible]	[illegible]	[illegible]	[illegible]	[illegible]	[illegible]	[illegible]	[illegible]	[illegible]	[illegible]	[illegible]	[illegible]	[illegible]	[illegible]	[illegible]	[illegible]	[illegible]	[illegible]	[illegible]	[illegible]	[illegible]	[illegible]	[illegible]	[illegible]	[illegible]	[illegible]	[illegible]
Voluntario Nº 10	Yang / Yin	61																													
1ra Medición			[illegible]		[illegible]		[illegible]		[illegible]		[illegible]		[illegible]		[illegible]		[illegible]		[illegible]		[illegible]		[illegible]		[illegible]		[illegible]		[illegible]		[illegible]		
2da Medición			[illegible]	[illegible]	[illegible]	[illegible]	[illegible]	[illegible]	[illegible]	[illegible]	[illegible]	[illegible]	[illegible]	[illegible]	[illegible]	[illegible]	[illegible]	[illegible]	[illegible]	[illegible]	[illegible]	[illegible]	[illegible]	[illegible]	[illegible]	[illegible]	[illegible]	[illegible]	[illegible]	[illegible]	[illegible]
3ra Medición			[illegible]	[illegible]	[illegible]	[illegible]	[illegible]	[illegible]	[illegible]	[illegible]	[illegible]	[illegible]	[illegible]	[illegible]	[illegible]	[illegible]	[illegible]	[illegible]	[illegible]	[illegible]	[illegible]	[illegible]	[illegible]	[illegible]	[illegible]	[illegible]	[illegible]	[illegible]	[illegible]	[illegible]	[illegible]
Voluntario Nº 11	Yin / Yang	59																													
1ra Medición			[illegible]		[illegible]		[illegible]		[illegible]		[illegible]		[illegible]		[illegible]		[illegible]		[illegible]		[illegible]		[illegible]		[illegible]		[illegible]		[illegible]		[illegible]		
2da Medición			[illegible]	[illegible]	[illegible]	[illegible]	[illegible]	[illegible]	[illegible]	[illegible]	[illegible]	[illegible]	[illegible]	[illegible]	[illegible]	[illegible]	[illegible]	[illegible]	[illegible]	[illegible]	[illegible]	[illegible]	[illegible]	[illegible]	[illegible]	[illegible]	[illegible]	[illegible]	[illegible]	[illegible]	[illegible]
3ra Medición			[illegible]	[illegible]	[illegible]	[illegible]	[illegible]	[illegible]	[illegible]	[illegible]	[illegible]	[illegible]	[illegible]	[illegible]	[illegible]	[illegible]	[illegible]	[illegible]	[illegible]	[illegible]	[illegible]	[illegible]	[illegible]	[illegible]	[illegible]	[illegible]	[illegible]	[illegible]	[illegible]	[illegible]	[illegible]
Voluntario Nº 12	Yang / Yin	23																													
1ra Medición			[illegible]		[illegible]		[illegible]		[illegible]		[illegible]		[illegible]		[illegible]		[illegible]		[illegible]		[illegible]		[illegible]		[illegible]		[illegible]		[illegible]		[illegible]		
2da Medición			[illegible]	[illegible]	[illegible]	[illegible]	[illegible]	[illegible]	[illegible]	[illegible]	[illegible]	[illegible]	[illegible]	[illegible]	[illegible]	[illegible]	[illegible]	[illegible]	[illegible]	[illegible]	[illegible]	[illegible]	[illegible]	[illegible]	[illegible]	[illegible]	[illegible]	[illegible]	[illegible]	[illegible]	[illegible]
3ra Medición			[illegible]	[illegible]	[illegible]	[illegible]	[illegible]	[illegible]	[illegible]	[illegible]	[illegible]	[illegible]	[illegible]	[illegible]	[illegible]	[illegible]	[illegible]	[illegible]	[illegible]	[illegible]	[illegible]	[illegible]	[illegible]	[illegible]	[illegible]	[illegible]	[illegible]	[illegible]	[illegible]	[illegible]	[illegible]
Voluntario Nº 13	Yin / Yang	56																													
1ra Medición			[illegible]		[illegible]		[illegible]		[illegible]		[illegible]		[illegible]		[illegible]		[illegible]		[illegible]		[illegible]		[illegible]		[illegible]		[illegible]		[illegible]		[illegible]		
2da Medición			[illegible]	[illegible]	[illegible]	[illegible]	[illegible]	[illegible]	[illegible]	[illegible]	[illegible]	[illegible]	[illegible]	[illegible]	[illegible]	[illegible]	[illegible]	[illegible]	[illegible]	[illegible]	[illegible]	[illegible]	[illegible]	[illegible]	[illegible]	[illegible]	[illegible]	[illegible]	[illegible]	[illegible]	[illegible]
3ra Medición			[illegible]	[illegible]	[illegible]	[illegible]	[illegible]	[illegible]	[illegible]	[illegible]	[illegible]	[illegible]	[illegible]	[illegible]	[illegible]	[illegible]	[illegible]	[illegible]	[illegible]	[illegible]	[illegible]	[illegible]	[illegible]	[illegible]	[illegible]	[illegible]	[illegible]	[illegible]	[illegible]	[illegible]	[illegible]
Voluntario Nº 14	Yin / Yang	89																													
1ra Medición			[illegible]		[illegible]		[illegible]		[illegible]		[illegible]		[illegible]		[illegible]		[illegible]		[illegible]		[illegible]		[illegible]		[illegible]		[illegible]		[illegible]		[illegible]		
2da Medición			[illegible]	[illegible]	[illegible]	[illegible]	[illegible]	[illegible]	[illegible]	[illegible]	[illegible]	[illegible]	[illegible]	[illegible]	[illegible]	[illegible]	[illegible]	[illegible]	[illegible]	[illegible]	[illegible]	[illegible]	[illegible]	[illegible]	[illegible]	[illegible]	[illegible]	[illegible]	[illegible]	[illegible]	[illegible]
3ra Medición			—	—	—	—	—	—	—	—	—	—	—	—	—	—	—	—	—	—	—	—	—	—	—	—	—	—	—	—	
Voluntario Nº 15	Yin / Yang	72																													
1ra Medición			[illegible]		[illegible]		[illegible]		[illegible]		[illegible]		[illegible]		[illegible]		[illegible]		[illegible]		[illegible]		[illegible]		[illegible]		[illegible]		[illegible]		[illegible]		
2da Medición			[illegible]	[illegible]	[illegible]	[illegible]	[illegible]	[illegible]	[illegible]	[illegible]	[illegible]	[illegible]	[illegible]	[illegible]	[illegible]	[illegible]	[illegible]	[illegible]	[illegible]	[illegible]	[illegible]	[illegible]	[illegible]	[illegible]	[illegible]	[illegible]	[illegible]	[illegible]	[illegible]	[illegible]	[illegible]
3ra Medición			[illegible]	[illegible]	[illegible]	[illegible]	[illegible]	[illegible]	[illegible]	[illegible]	[illegible]	[illegible]	[illegible]	[illegible]	[illegible]	[illegible]	[illegible]	[illegible]	[illegible]	[illegible]	[illegible]	[illegible]	[illegible]	[illegible]	[illegible]	[illegible]	[illegible]	[illegible]	[illegible]	[illegible]	[illegible]
Voluntario Nº 16	Yang / Yin	19																													
1ra Medición			[illegible]		[illegible]		[illegible]		[illegible]		[illegible]		[illegible]		[illegible]		[illegible]		[illegible]		[illegible]		[illegible]		[illegible]		[illegible]		[illegible]		[illegible]		
2da Medición			[illegible]	[illegible]	[illegible]	[illegible]	[illegible]	[illegible]	[illegible]	[illegible]	[illegible]	[illegible]	[illegible]	[illegible]	[illegible]	[illegible]	[illegible]	[illegible]	[illegible]	[illegible]	[illegible]	[illegible]	[illegible]	[illegible]	[illegible]	[illegible]	[illegible]	[illegible]	[illegible]	[illegible]	[illegible]
3ra Medición			[illegible]	[illegible]	[illegible]	[illegible]	[illegible]	[illegible]	[illegible]	[illegible]	[illegible]	[illegible]	[illegible]	[illegible]	[illegible]	[illegible]	[illegible]	[illegible]	[illegible]	[illegible]	[illegible]	[illegible]	[illegible]	[illegible]	[illegible]	[illegible]	[illegible]	[illegible]	[illegible]	[illegible]	[illegible]
Voluntario Nº 17	Yang / Yin	49																													
1ra Medición			[illegible]		[illegible]		[illegible]		[illegible]		[illegible]		[illegible]		[illegible]		[illegible]		[illegible]		[illegible]		[illegible]		[illegible]		[illegible]		[illegible]		[illegible]		
2da Medición			[illegible]	[illegible]	[illegible]	[illegible]	[illegible]	[illegible]	[illegible]	[illegible]	[illegible]	[illegible]	[illegible]	[illegible]	[illegible]	[illegible]	[illegible]	[illegible]	[illegible]	[illegible]	[illegible]	[illegible]	[illegible]	[illegible]	[illegible]	[illegible]	[illegible]	[illegible]	[illegible]	[illegible]	[illegible]
3ra Medición			[illegible]	[illegible]	[illegible]	[illegible]	[illegible]	[illegible]	[illegible]	[illegible]	[illegible]	[illegible]	[illegible]	[illegible]	[illegible]	[illegible]	[illegible]	[illegible]	[illegible]	[illegible]	[illegible]	[illegible]	[illegible]	[illegible]	[illegible]	[illegible]	[illegible]	[illegible]	[illegible]	[illegible]	[illegible]
Voluntario Nº 18	Yang / Yin	38																													
1ra Medición			[illegible]		[illegible]		[illegible]		[illegible]		[illegible]		[illegible]		[illegible]		[illegible]		[illegible]		[illegible]		[illegible]		[illegible]		[illegible]		[illegible]		[illegible]		
2da Medición			[illegible]	[illegible]	[illegible]	[illegible]	[illegible]	[illegible]	[illegible]	[illegible]	[illegible]	[illegible]	[illegible]	[illegible]	[illegible]	[illegible]	[illegible]	[illegible]	[illegible]	[illegible]	[illegible]	[illegible]	[illegible]	[illegible]	[illegible]	[illegible]	[illegible]	[illegible]	[illegible]	[illegible]	[illegible]
3ra Medición			[illegible]	[illegible]	[illegible]	[illegible]	[illegible]	[illegible]	[illegible]	[illegible]	[illegible]	[illegible]	[illegible]	[illegible]	[illegible]	[illegible]	[illegible]	[illegible]	[illegible]	[illegible]	[illegible]	[illegible]	[illegible]	[illegible]	[illegible]	[illegible]	[illegible]	[illegible]	[illegible]	[illegible]	[illegible]
Voluntario Nº 19	Yin / Yang	65																													
1ra Medición			[illegible]		[illegible]		[illegible]		[illegible]		[illegible]		[illegible]		[illegible]		[illegible]		[illegible]		[illegible]		[illegible]		[illegible]		[illegible]		[illegible]		[illegible]		
2da Medición			[illegible]	[illegible]	[illegible]	[illegible]	[illegible]	[illegible]	[illegible]	[illegible]	[illegible]	[illegible]	[illegible]	[illegible]	[illegible]	[illegible]	[illegible]	[illegible]	[illegible]	[illegible]	[illegible]	[illegible]	[illegible]	[illegible]	[illegible]	[illegible]	[illegible]	[illegible]	[illegible]	[illegible]	[illegible]
3ra Medición			[illegible]	[illegible]	[illegible]	[illegible]	[illegible]	[illegible]	[illegible]	[illegible]	[illegible]	[illegible]	[illegible]	[illegible]	[illegible]	[illegible]	[illegible]	[illegible]	[illegible]	[illegible]	[illegible]	[illegible]	[illegible]	[illegible]	[illegible]	[illegible]	[illegible]	[illegible]	[illegible]	[illegible]	[illegible]
																															Resultado Promedio		3,59

Resultados Grupo Control

	SECUENCIA DEL TRATAMIENTO	EDAD	OJOS	% VARIACIÓN	DIENTES	% VARIACIÓN	CABELLO Y PIEL	% VARIACIÓN	SISTEMA ENDOCRINO	% VARIACIÓN	SISTEMA CIRCULATORIO	% VARIACIÓN	SISTEMA DIGESTIVO	% VARIACIÓN	SISTEMA INMUNOLÓGICO	% VARIACIÓN	SISTEMA MOTOR	% VARIACIÓN	TEJIDO MUSCULAR	% VARIACIÓN	METABOLISMO DE LAS GRASAS	% VARIACIÓN	DESINTOXICACIÓN Y METABOLISMO	% VARIACIÓN	SISTEMA REPRODUCTIVO	% VARIACIÓN	SISTEMA NERVIOSO	% VARIACIÓN	SISTEMA RESPIRATORIO	% VARIACIÓN	PROMEDIO DE MEJORA
RANGOS NORMALES >>>>>			6,352 - 8,325		7,245 - 8,562		4,533 - 6,179		6.178 - 8,651		3,586 - 4,337		3,492 - 4,723		3,376 - 4,582		6,458 - 8,133		6,552 - 8,268		6,338 - 8,368		6.187 - 8,466		3,778 - 4,985		3,357 - 4,239		6,256 - 8,682		%
Voluntario Nº 1	Control	101																													
1ra Medición			3,434		7,302		1,848		8,372		2,512		2,431		4,292		6,889		5,325		5,56		6,941		3,631		3,404		6,955		
2da Medición			3,573	3,89	8,222	11,19	2,098	12,01	7,114	-17,88	2,698	6,89	2,504	2,92	3,892	-10,29	7,31	6,03	5,347	0,41	5,624	1,14	6,491	-6,93	3,679	1,30	4,149	17,96	8,105	14,19	3,07
3ra Medición			3,719	7,66	8,029	9,05	2,297	19,63	8,438	0,78	2,817	10,83	2,669	8,92	4,195	-2,31	6,596	-4,34	5,591	4,76	5,867	5,23	6,44	-7,70	3,934	7,70	3,632	6,28	6,357	-9,41	4,09
Voluntario Nº 3	Control	37																													
1ra Medición			3,429		7,348		3,146		3,857		2,751		3,524		3,482		7,178		8,122		4,575		8,237		3,728		2,697		5,616		
2da Medición			3,722	7,87	7,853	6,43	3,187	1,29	4,123	6,45	2,777	0,94	3,636	3,08	3,549	1,89	7,127	-0,72	6,688	-21,44	4,816	5,00	6,391	-28,48	3,847	3,09	2,93	7,95	5,913	5,02	-4,19
3ra Medición			3,811	10,02	7,618	3,54	3,424	8,12	4,351	11,35	2,932	6,17	4,246	17,00	3,723	6,47	8,046	10,79	8,164	0,51	4,897	6,58	8,257	0,24	3,92	4,90	3,167	14,84	6,209	9,55	7,86
Voluntario Nº 9	Control	49																													
1ra Medición			2,479		4,954		3,998		3,944		3,189		3,996		2,951		2,832		6,725		8,315		6,012		2,677		3,143		4,071		
2da Medición			2,636	5,91	5,033	1,57	4,19	4,58	4,198	6,05	3,38	5,65	3,684	-8,47	2,975	0,81	2,994	5,41	8,153	17,52	8,106	-2,56	6,284	4,33	2,778	3,64	3,283	4,26	4,358	6,59	3,95
3ra Medición			2,739	9,42	5,088	2,63	4,33	7,67	4,39	10,16	3,511	9,17	4,486	10,92	3,237	8,84	3,039	6,81	6,598	-1,92	7,323	-13,50	6,691	10,15	2,968	9,80	3,446	8,79	4,482	9,17	6,29

Análisis:

Se observa que a partir de la 2da evaluación comienzan a ocurrir cambios favorables en algunos tipos de colágeno mientras que en otros no fue tan favorable, sin embargo al concluir el proceso y realizar la 3ra evaluación, los niveles se ajustaron. La interpretación en este grupo control, es que el tratamiento de Acupuntura sin los Puntos Transmisores permitió que el colágeno se redistribuyera a favor de la mejoría del paciente.

Resultados Grupo Iniciado con Puntos Transmisores Yin

	SECUENCIA DEL TRATAMIENTO	EDAD	OJOS	% VARIACIÓN	DIENTES	% VARIACIÓN	CABELLO Y PIEL	% VARIACIÓN	SISTEMA ENDOCRINO	% VARIACIÓN	SISTEMA CIRCULATORIO	% VARIACIÓN	SISTEMA DIGESTIVO	% VARIACIÓN	SISTEMA INMUNOLÓGICO	% VARIACIÓN	SISTEMA MOTOR	% VARIACIÓN	TEJIDO MUSCULAR	% VARIACIÓN	METABOLISMO DE LAS GRASAS	% VARIACIÓN	DESINTOXICACIÓN Y METABOLISMO	% VARIACIÓN	SISTEMA REPRODUCTIVO	% VARIACIÓN	SISTEMA NERVIOSO	% VARIACIÓN	SISTEMA RESPIRATORIO	% VARIACIÓN	PROMEDIO DE MEJORA
RANGOS NORMALES >>>>>			6,352 - 8,325		7,245 - 8,562		4,533 - 6,179		6,178 - 8,651		3,586 - 4,337		3,492 - 4,723		3,376 - 4,582		6,458 - 8,133		6,552 - 8,268		6,338 - 8,368		6,187 - 8,466		3,778 - 4,985		3,357 - 4,239		6,256 - 8,682		%
Voluntario Nº 2	**Yin / Yang**	20																													
1ra Medición			8,241		5,733		4,42		7,937		3,65		3,192		2,196		5,761		5,79		8,235		4,119		3,199		4,011		1,615		
2da Medición			6,778	-21,58	5,807	1,27	4,707	6,10	7,008	-11,26	3,712	1,67	3,423	6,75	2,354	6,71	6,06	4,93	5,924	2,26	6,476	-27,16	4,413	6,66	3,462	7,60	4,073	1,52	1,65	2,12	-1,61
3ra Medición			8,002	-2,98	5,864	2,23	4,857	9,00	7,835	-1,30	3,907	6,58	3,579	10,81	2,512	12,58	6,277	8,22	5,951	2,71	6,899	-19,37	4,435	7,13	3,492	8,39	4,11	2,41	1,901	15,04	4,39
Voluntario Nº 6	**Yin / Yang**	65																													
1ra Medición			4,871		8,226		3,031		4,779		1,977		3,895		4,287		8,117		8,029		6,154		5,585		4,06		3,415		5,598		
2da Medición			4,935	1,30	7,443	-10,52	3,181	4,72	4,981	4,06	2,126	7,01	4,398	11,44	3,849	-11,36	8,116	-0,01	7,571	-6,06	6,413	4,04	5,824	4,10	3,976	-2,11	4,05	15,68	5,8	3,48	1,84
3ra Medición			5,205	6,42	7,401	-11,15	3,191	5,01	5,023	4,86	2,191	9,77	4,407	11,62	3,927	-9,17	8,061	-0,69	7,4	-8,50	6,664	7,65	5,918	5,63	3,838	-5,76	4,004	14,71	6,034	7,23	2,69
Voluntario Nº 7	**Yin / Yang**	55																													
1ra Medición			4,532		7,406		2,325		3,835		3,839		4,407		2,436		8,029		6,084		2,968		6,314		4,223		4,06		6,722		
2da Medición			4,651	2,56	8,171	9,36	2,385	2,52	3,907	1,84	4,335	11,44	4,07	-8,28	2,641	7,76	8,025	-0,05	6,378	4,81	3,234	8,23	6,981	9,55	4,969	15,01	4,009	-1,27	8,17	17,72	5,79
3ra Medición			4,839	6,34	8,447	12,32	2,627	11,50	4,064	5,63	3,87	0,80	4,467	1,34	2,777	12,28	7,632	-5,20	6,41	5,09	3,308	10,28	7,647	17,43	3,868	-9,18	4,035	-0,62	8,29	18,91	6,21
Voluntario Nº 11	**Yin / Yang**	59																													
1ra Medición			3,005		7,266		3,406		8,59		3,389		3,965		2,422		4,657		5,772		4,665		4,173		3,724		4,155		8,099		
2da Medición			3,16	4,91	7,686	5,46	3,434	0,82	7,264	-18,15	3,647	7,07	4,722	16,03	2,676	9,49	4,844	3,86	5,842	1,20	4,913	5,05	4,449	6,20	3,988	6,62	4,052	-2,54	6,692	-21,03	1,78
3ra Medición			3,371	10,86	7,319	0,72	3,665	7,07	8,03	-6,97	3,951	14,22	3,574	-10,94	2,92	17,05	4,895	4,86	6,13	5,84	5,068	7,95	4,569	8,67	3,913	4,83	3,859	-7,67	6,567	-23,33	2,17
Voluntario Nº 13	**Yin / Yang**	56																													
1ra Medición			6,803		5,68		5,855		4,757		4,151		2,642		2,861		7,643		6,622		8,283		7,783		3,164		2,538		3,953		
2da Medición			7,463	8,84	5,772	1,59	4,832	-21,17	4,984	4,55	4,124	-0,65	2,793	5,41	2,953	3,12	7,714	0,92	8,258	19,81	6,479	-27,84	8,046	3,27	3,291	3,86	2,693	5,76	4,207	6,04	0,96
3ra Medición			7,954	14,47	5,616	0,76	4,597	-5,12	5,089	2,06	3,815	-8,10	3,086	9,49	2,982	0,97	7,387	-4,41	8,219	-0,47	8,233	21,30	8,146	1,23	3,526	6,66	2,945	8,56	4,313	2,46	3,56
Voluntario Nº 14	**Yin / Yang**	89																													
1ra Medición			5,702		7,374		2,292		6,684		2,527		4,249		4,263		2,961		6		4,248		6,457		3,875		2,743		1,736		
2da Medición			5,729	0,47	8,48	13,04	2,408	4,82	8,513	21,48	2,634	4,06	4,629	8,21	3,598	-18,48	2,99	0,97	6,232	3,72	4,443	4,39	6,481	0,37	4,471	13,33	2,948	6,95	1,969	10,82	5,30
3ra Medición			---	---	---	---	---	---	---	---	---	---	---	---	---	---	---	---	---	---	---	---	---	---	---	---	---	---	---	---	---
Voluntario Nº 15	**Yin / Yang**	72																													
1ra Medición			8,242		7,018		5,825		3,83		4,015		3,068		3,961		7,734		8,02		4,513		6,723		3,547		2,775		7,204		
2da Medición			7,536	-9,37	7,064	0,65	4,653	-25,19	3,954	3,14	4,303	6,69	3,305	7,17	3,597	-10,12	7,835	1,29	6,778	-18,32	4,582	1,51	6,448	-4,26	3,643	2,64	2,912	4,70	8,398	14,22	-1,60
3ra Medición			6,744	-22,21	7,09	1,02	6,142	5,16	4,207	8,96	3,694	-8,69	3,424	10,40	3,987	0,65	7,327	-5,55	8,263	2,94	4,852	6,99	8,215	18,16	3,684	3,72	2,931	5,32	6,878	-4,74	1,58
Voluntario Nº 19	**Yin / Yang**	65																													
1ra Medición			2,931		6,845		5,397		4,359		1,964		3,012		3,132		6,939		7,209		3,573		8,041		4,199		3,379		7,196		
2da Medición			3,047	3,81	6,936	1,31	5,04	-7,08	4,529	3,75	2,091	6,07	3,223	6,55	3,21	2,43	6,977	0,54	8,09	10,89	3,698	3,38	7,033	-14,33	3,839	-9,38	3,541	4,57	7,223	0,37	0,92
3ra Medición			3,147	6,86	6,991	2,09	4,623	-16,74	4,623	5,71	2,14	8,22	3,45	12,70	3,365	6,92	6,656	-4,25	8,063	10,59	3,72	3,95	6,648	-20,95	4,259	1,41	4,095	17,48	6,305	-14,13	1,42

Análisis:

Se observa que a partir de la 2da evaluación comienzan a ocurrir cambios dentro de los rangos normales de algunos colágenos, tal es el caso del Voluntario No 2 con los valores de ojos. Dichos rangos se mantienen dentro de lo normal pero se aprecia la disminución del valor mientras que aumenta hacia otros parámetros del colágeno. Al final del proceso todos los niveles, en promedio, se equilibraron.

Resultados Grupo Iniciado con Puntos Transmisores Yang

	SECUENCIA DEL TRATAMIENTO	EDAD	OJOS	% VARIACIÓN	DIENTES	% VARIACIÓN	CABELLO Y PIEL	% VARIACIÓN	SISTEMA ENDOCRINO	% VARIACIÓN	SISTEMA CIRCULATORIO	% VARIACIÓN	SISTEMA DIGESTIVO	% VARIACIÓN	SISTEMA INMUNOLÓGICO	% VARIACIÓN	SISTEMA MOTOR	% VARIACIÓN	TEJIDO MUSCULAR	% VARIACIÓN	METABOLISMO DE LAS GRASAS	% VARIACIÓN	DESINTOXICACIÓN Y METABOLISMO	% VARIACIÓN	SISTEMA REPRODUCTIVO	% VARIACIÓN	SISTEMA NERVIOSO	% VARIACIÓN	SISTEMA RESPIRATORIO	% VARIACIÓN	PROMEDIO DE MEJORA
RANGOS NORMALES >>>>>			6,352 - 8,325		7,245 - 8,562		4,533 - 6,179		6,178 - 8,651		3,586 - 4,337		3,492 - 4,723		3,376 - 4,582		6,458 - 8,133		6,552 - 8,268		6,338 - 8,368		6,187 - 8,466		3,778 - 4,985		3,357 - 4,239		6,256 - 8,682		%
Voluntario Nº 4	**Yang / Yin**	**50**																													
1ra Medición			3,787		6,182		5,739		7,21		1,94		3,923		3,11		4,173		6,977		5,066		3,909		2,673		2,671		2,595		
2do Medición			4,061	6,75	6,22	0,61	4,578	-25,36	6,917	-4,24	2,151	9,81	3,809	-2,99	3,265	4,75	4,285	2,61	7,923	11,94	5,201	2,60	4,172	6,30	2,969	9,97	2,923	8,62	2,701	3,92	2,52
3ra Medición			4,074	7,04	6,289	1,70	4,942	-16,13	6,839	-5,42	2,26	14,16	4,175	6,04	3,428	9,28	4,549	8,27	7,301	4,44	5,426	6,63	4,323	9,58	3,08	13,21	3,091	13,59	2,756	5,84	5,59
Voluntario Nº 5	**Yang / Yin**	**67**																													
1ra Medición			6,678		4,989		1,711		3,938		3,284		2,459		4,097		4,699		7,447		4,566		8,156		2,955		2,532		7,988		
2do Medición			6,699	0,31	5,077	1,73	1,797	4,79	4,031	2,31	3,355	2,12	2,579	4,65	4,306	4,85	4,854	3,19	7,662	2,81	4,654	1,89	7,141	-14,21	3,053	3,21	2,594	2,39	8,123	1,66	1,55
3ra Medición			6,507	-2,63	5,112	2,79	2,06	16,94	4,134	4,74	3,637	9,71	2,622	6,22	3,948	-3,77	4,971	5,47	8,257	9,81	4,715	3,16	7,551	-8,01	3,066	3,62	2,646	4,31	8,342	4,24	4,04
Voluntario Nº 8	**Yang / Yin**	**49**																													
1ra Medición			4,771		7,828		4,234		5,418		1,99		2,345		4,367		4,893		3,299		5,952		6,016		3,858		2,612		3,727		
2do Medición			5,028	5,11	8,552	8,47	4,366	3,02	5,674	4,51	2,11	5,69	2,366	0,89	3,799	-14,95	5,177	5,49	3,452	4,43	6,069	1,93	6,24	3,59	3,93	1,83	2,622	0,38	3,925	5,04	2,53
3ra Medición			5,255	9,21	7,392	-5,90	4,521	6,35	5,926	8,57	2,194	9,30	2,575	8,93	3,465	-26,03	5,473	10,60	3,606	8,51	6,357	6,37	6,496	7,39	4,659	17,19	2,72	3,97	3,963	5,96	5,03
Voluntario Nº 10	**Yang / Yin**	**61**																													
1ra Medición			7,904		7,679		4,221		3,948		2,09		4,265		4,169		3,568		6,316		4,576		7,779		2,697		4,135		6,857		
2do Medición			8,233	4,00	8,027	4,34	4,349	2,94	4,118	4,13	2,152	2,88	3,694	-15,46	4,58	8,97	3,776	5,51	6,422	1,65	4,763	3,93	7,827	0,61	2,921	7,67	4,198	1,50	7,793	12,01	3,19
3ra Medición			6,544	-20,78	7,358	-4,36	4,376	3,54	4,306	8,31	2,299	9,09	3,818	-11,71	4,54	8,17	4,015	11,13	6,669	5,29	4,939	7,35	8,088	3,82	3,127	13,75	3,403	-21,51	7,016	2,27	1,03
Voluntario Nº 12	**Yang / Yin**	**23**																													
1ra Medición			6,388		5,477		5,345		6,358		2,884		2,29		4,209		2,883		3,887		4,073		3,936		2,633		3,843		3,932		
2do Medición			8,225	22,33	5,508	0,56	5,032	-6,22	6,964	8,70	2,959	2,53	2,581	11,27	4,248	0,92	2,949	2,24	3,905	0,46	4,352	6,41	3,992	1,40	2,68	1,75	3,462	-11,01	4,199	6,36	3,41
3ra Medición			8,047	20,62	5,563	1,55	5,492	2,68	8,422	24,51	3,238	10,93	2,874	20,32	3,869	-8,79	2,969	2,90	4,092	5,01	4,502	9,53	4,073	3,36	2,757	4,50	3,731	-3,00	4,486	12,35	7,60
Voluntario Nº 16	**Yang / Yin**	**19**																													
1ra Medición			5,415		6,024		2,208		5,538		1,976		4,525		3,966		7,868		3,334		8,2		8,214		4,886		3,07		5,337		
2do Medición			5,705	5,08	6,086	1,02	2,256	2,13	5,608	1,25	2,102	5,99	4,399	-2,86	3,596	-10,29	6,647	-18,37	3,522	5,34	8,051	-1,85	8,119	-1,17	3,815	-28,07	3,366	8,79	5,442	1,93	-2,22
3ra Medición			5,802	6,67	6,13	1,73	2,352	6,12	5,877	5,77	2,191	9,81	4,554	0,64	4,342	8,66	6,833	-15,15	3,704	9,99	6,372	-28,69	6,551	-25,39	3,888	-25,67	4,121	25,50	5,584	4,42	-1,11
Voluntario Nº 17	**Yang / Yin**	**49**																													
1ra Medición			6,536		8,198		3,486		3,956		1,975		2,494		3,729		2,934		7,339		5,304		3,945		4,198		4,009		5,602		
2do Medición			8,29	21,16	7,811	-4,95	3,758	7,24	4,093	3,35	2,097	5,82	2,51	0,64	4,538	17,83	3,087	4,96	7,236	-1,42	5,531	4,10	4,019	1,84	3,972	-5,69	4,032	0,57	5,647	0,80	4,02
3ra Medición			6,799	3,87	7,944	-3,20	3,927	11,23	4,118	3,93	2,344	15,74	2,751	9,34	3,431	-8,69	3,123	6,05	6,788	-8,12	5,547	4,38	4,205	6,18	3,972	-5,69	3,741	-7,16	5,895	4,97	2,35
Voluntario Nº 18	**Yang / Yin**	**58**																													
1ra Medición			4,776		6,302		1,708		3,933		4,065		3,455		2,775		2,925		8,08		5,742		7,499		2,969		4,216		8,024		
2do Medición			4,936	3,24	6,314	0,19	1,929	11,46	4,226	6,93	4,058	-0,17	3,472	0,49	2,891	4,01	3,061	4,44	8,12	0,49	5,788	0,79	7,614	1,51	3,004	1,17	3,825	-10,22	7,446	-7,76	1,18
3ra Medición			5,203	8,21	6,381	1,24	1,988	14,08	4,362	9,83	3,602	-12,85	3,759	8,09	2,998	7,44	3,306	11,52	7,511	-7,58	6,036	4,87	6,234	-20,29	3,03	2,01	3,47	-21,50	8,528	5,91	0,78

Análisis:

Se observa que a partir de la 2da evaluación comienzan a ocurrir cambios dentro de los rangos normales de algunos colágenos, tal es el caso del Voluntario No 4 con los valores del Sistema Endocrino. Dichos rangos se mantienen dentro de lo normal pero se aprecia la disminución del valor mientras que aumenta hacia otros parámetros del colágeno. Al final del proceso solo un caso no superó el equilibrio positivo del colágeno, sino que se mantuvo en desequilibrio. Ese caso especial corresponde a una paciente muy joven, de 19 años que para el período del estudio estaba viviendo situaciones de estrés con los estudios y su alimentación no era muy balanceada. Posiblemente este factor haya influenciado en esos resultados.

Capítulo V

Conclusiones

De todo lo observado durante el proceso analizado y experimentado, podríamos pensar que los tratamientos de Acupuntura, no solo conllevan a la mejoría de la salud por la activación de las endorfinas que se liberan en el Sistema Nervioso Central cuando se puntura, sino que además, como la piel es el órgano más grande del cuerpo y por tanto con mayor contenido de colágeno, se puede suponer que esta importante proteína recibe un estímulo porque está en el sistema conectivo, el cual irremediablemente es tocado al introducir la aguja de Acupuntura que generará una reacción biológica y neural.

Cuando se inició todo este estudio, el enfoque fue plantear un tratamiento que permitiera redistribuir el colágeno en el cuerpo para obtener una mejoría de la salud, lo cierto es que al parecer es la propia Acupuntura, con cualquier de sus métodos, la que permite lograr ese objetivo. Esto es debido a que los tres (3) grupos de trabajo, que comprendían la población de estudio, arrojaron respuestas similares en cuanto a la redistribución del colágeno y la subsecuente mejora del paciente, según lo observado en las mediciones con el Analizador Cuántico.

Ciertamente habrá que estudiarlo de manera separada e ir midiendo de manera controlada lo que ocurre con el colágeno del cuerpo, cuando el paciente se somete a tratamientos con Acupuntura, bajo los diversos protocolos que se aplican con esta disciplina.

El tema del colágeno y sus beneficios aún está siendo experimentado y estudiado por la ciencia. Ahora, gracias a este trabajo, tenemos un motivo más para continuar indagando e investigando desde la Medicina Tradicional China para nutrir y enriquecer los argumentos que aporten información científica para dar mayor confiabilidad y credibilidad de sus resultados en la sanación de los pacientes.

Por lo pronto, basándonos en la propuesta que motivó este trabajo, se puede concluir que el tratamiento planteado como protocolo adicional a los métodos ya conocidos de Acupuntura, sí permite la mejoría de la salud física del paciente a través de la redistribución del colágeno en el cuerpo.

En fin, se ha concluido que el objetivo general aquí propuesto ha sido cumplido al igual que los objetivos específicos, gracias a la confirmación de la hipótesis que motivó la investigación aquí presentada.

Bibliografía

Dios Tinoco, Richard: Sistemas. Mayo 2011.
Recuperado de: http://www.monografias.com/trabajos87/sistemas-general/sistemas-general.shtml#ixzz4wwR0GbCs

Estupiñán, Laura; Rojas, Juan Carlos y Contreras Yileni: Uso Del Analizador Cuántico De Resonancia Bioeléctrica En Los Exámenes De Medicina Laboral, Comparación Al Examen Convencional En Una Institución Educativa En Mosquera. Noviembre 2012.
Recuperado de: https://prezi.com/fbmeqlo3drih/investigacion/

García Ballus, Jorge: Constelaciones Familiares. Marzo 2010. Última modificación en Marzo 2017
Recuperado de: http://www.saludterapia.com/glosario/d/14-constelfamiliares.html

Garza Cortez, José Antonio: Acupuntura y Medicina Tradicional China. Diplomado de Tlahui Educa. México. 27 de Julio de 2007
Recuperado de: http://www.tlahui.com/medic/medic28/puntos_frec.htm

Gómez Flores, Gladys: La Acupuntura Aplicada a la Estética. Julio 2010
Recuperado de: http://gladysgomezflores.blogspot.com/2010/07/la-acupuntura-aplicada-la-estetica.html

Hernández Sampieri, Roberto, Fernández Collado, Carlos, Baptista Lucio, Pilar: Metodología de la Investigación. 5ta. Edición. S/F

Instituto Feibert, El Analizador Cuántico de la Salud. 2017.
Recuperado de: http://www.nadaesporcasualidad.org/analizador1.htm

Jordan, M. Josep: La entrevista Ana María Lajusticia Química, promotora del Magnesio. Marzo 2014.
Recuperado de: http://www.amlsport.com/noticias/2014/03/10/la-entrevista-ana-maria-lajusticia-quimica-promotora-del-magnesio-por-m-josep-jordan

Nogueira Pérez, Carlos: Acupuntura I: Fundamentos de Bioenergética. Ediciones C.E.M.E.T.C. 1993

Nogueira, Carlos: Blog Acupuntura Bioenergética y Moxibustión. El Punto Dominante. CEMETC s/f

Recuperado de: http://www.cemetc.es/blog.php?publi=6-punto-dominante-

Nuñez M., María Elena: ¿Por Qué Las Constelaciones Familiares? Revista digital Universo Nueva Era. Caracas 2011
Recuperado de:
http://www.universonuevaera.com/web/articulos/nunez_constelaciones_familiares.html

Reyes G., Ariel E.: Evolución Histórica de la Medicina Tradicional China. Comunidad y Salud vol.6 no.2 Maracay dic. 2008. *versión impresa* ISSN 1690-3293
Recuperado de: http://www.scielo.org.ve/scielo.php?script=sci_arttext&pid=S1690-32932008000200005

Soteras, Ana: Colágeno oral: Prometedor, pero aún sin suficiente evidencia científica. Madrid. Abril 2016
Recuperado: http://www.efesalud.com/colageno-oral-prometedorpero-todavia-sin-suficiente-evidencia-cientifica/

Tianran Song, MD, Xia Zhao, PhD,Haixiang Sun, PhD, Xin'an Li, MD, Nacheng Lin, MM, Lijun Ding, PhD, Jianwu Dai, PhD and Yali Hu, MD. (2014): Regeneration of Uterine Horns in Rats Using Collagen Scaffolds Loaded with Human Embryonic Stem Cell-Derived Endometrium-Like Cells.
TISSUE ENGINEERING: Part A, Volume 21, Numbers 1 and 2, 2015 © Mary Ann Liebert, Inc.
DOI: 10.1089/ten.tea.2014.0052
Recuperado de: https://www.ncbi.nlm.nih.gov/pmc/articles/PMC4292859/

Yriza, Soledad: Clase 1. Centro de Entrenamiento de la Medicina Tradicional y Terapias Complementarias. Pág. 27, 2010

Yriza, Soledad: Clase 6. Centro de Entrenamiento de la Medicina Tradicional y Terapias Complementarias. Pág. 267, 2010

Yriza, Soledad: Clase 18. Centro de Entrenamiento de la Medicina Tradicional y Terapias Complementarias. Pág. 601, 2010

www.clarin.com: Entrevista "El magnesio curó mi artrosis y es clave para la salud" Buena Vida. Marzo 2015.
Recuperado de: https://www.clarin.com/buena-vida/salud/magnesio-curo-artrosis-clave-salud_0_rkwUkiMiPml.html

Lista de Referencias (Links)

https://www.acidohialuronico.org/tomar-colageno-hidrolizado/

http://acupunturaymedicinatradicionalchina.blogspot.com/2016/03/colageno-el-pegamento-de-la-piel.html

http://acupunturagaditana.blogspot.com/2015/01/

https://apuntes-de-acupuntura.com/wiki/puntos_shu_antiguos

http://cemetcven.com/medicina-tradicional-china-el-tratamiento-de-los-desequilibrios-energeticos-2/

http://centrokinet.com/kinesiologia/

https://www.colnatur.com/profesionales/estudios-cientificos/

https://www.colnatur.com/profesionales/respuesta-a-preguntas-clave/#1-el-colageno-es-asimilable

https://www.colnatur.com/profesionales/respuesta-a-preguntas-clave/#8-los-estudios-cientificos-que-lo-avalan-son-suficientes

http://www.colombia.com/tecnologia/ciencia-y-salud/sdi/17594/en-medicina-natural-el-dermatron-cedio-su-lugar-al-analizador-cuantico-bioelectrico

https://www.elcolageno.com/alimentos-ricos-en-colageno

https://www.elcolageno.com/beneficios-del-colageno

https://www.elcolageno.com/#que-es-el-colageno

https://www.elcolageno.com/tipos-de-colageno

https://encolombia.com/medicina/revistas-medicas/heraldo-medico/vol-231/heraldo231-cosentimiento/

http://www.innsz.mx/opencms/contenido/investigacion/comiteEtica/consentimiento_inf.html

http://www.insconsfa.com/art_la_enfermedad.php

http://javipmaria7.wixsite.com/acupuntura/single-post/2016/05/21/1%C2%AA-Lecci%C3%B3n-LOS-CINCO-MOVIMIENTOS-1

http://medicinanatural-acupuntura.blogspot.com/

http://memoriaemocional.com/los-cinco-elementos-y-la-medicina-tradicional-china/

http://mtcrigo.blogspot.com/2013/11/los-cinco-puntos-shu-antiguos.html

https://www.pinterest.com.mx/pin/525654587748888366/

http://sbeltforever.com/analisis-cuantico-de-resonancia-magnetica/

http://www.serenidad.ec/wp-content/uploads/2015/05/5-elements.jpg

ANEXOS

ANEXO 1

ENCUESTA A PÚBLICO EN GENERAL (ON-LINE)

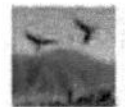

Erminia Del Medico Piermattei
Ayer a las 14:05

Para una investigación que estoy realizando les pregunto ¿qué sabes del colágeno? Por favor no busques en internet la información, lo que necesito es tu respuesta pura y simple de lo que sabes. Espero tu respuesta además de pulsar en Me Gusta jajajaja. Saludos

ENCUESTAS A MÉDICOS EN GENERAL (ON-LINE Y PRESENCIALES)

ENCUESTA MÉDICA

La presente encuesta se realiza con fines estadísticos para la elaboración de la tesis *Efecto de los Puntos Transmisores y Puntos Roe, en combinación con otros puntos de Acupuntura, para estimular la producción natural del colágeno y mejorar alteraciones de salud. Dicha tesis se realiza como requisito para alcanzar el grado como Médico en Medicina Tradicional China.* Gracias por su colaboración y participación.

Por favor escribir en letra legible

Nombre y Apellido ____________________ Edad ________

Especialidad Médica ____________________

¿Qué sabe de los beneficios del colágeno? ____________________

____

¿El colágeno tiene alguna contraindicación? Sí _____ No ____ Especifique: ____________________

____

¿El colágeno tiene alguna aplicación médica? Sí _____ No ____ Especifique: ____________________

____

¿Usted lo incluye como parte de algún tratamiento para sus pacientes? Sí _____ No ____ Especifique:

____

ANEXO 2

Formato De Consentimiento Informado

Dirigido a: Grupo de personas voluntarias (hombres y mujeres), con cualquier alteración de salud (excepto problemas mentales o adicciones), invitadas a participar como pacientes para el desarrollo de la tesis de grado titulada *Efecto de los Puntos Transmisores y Puntos Roepara estimular la producción natural del colágeno y mejorar alteraciones de salud.*

Institución: Centro de Entrenamiento de la Medicina Tradicional y las Terapias Complementarias

Estudiante: Erminia Del Medico P.

Información: Al voluntario(a) se le realizará una historia clínica confidencial para conocer su situación de salud actual y lo que desea tratar como Motivo de Consulta.

Se usará un equipo llamado Quantum Resonance Magnetic Analyzer (Analizador Cuántico) y una laptop, para realizar la evaluación general de salud y obtener el valor del colágeno en el cuerpo.

Una vez realizado el diagnóstico bajo los conceptos y filosofía de la Medicina Tradicional China, se iniciará al tratamiento, principalmente con agujas de acupuntura y moxa; eventualmente podrían utilizarse ventosas, masaje tuina, sugerencias alimenticias, chi kung, etc., según el caso.

Los tratamientos se realizarán en la casa del voluntario(a), durante 9 semanas para un total de 11 sesiones distribuidas en aproximadamente 2,5 meses.

Las sesiones no tendrán valor económico definido, pero el voluntario(a) tendrá la opción voluntaria de realizar un aporte económico para contribuir con los materiales usados a lo largo de su tratamiento.

Es de aclarar que si el voluntario(a) sigue algún tratamiento médico, este podrá seguir tomándolo normalmente durante el tiempo que dure el tratamiento de Medicina Tradicional China.

Como es un tema inédito, experimental, con un protocolo ligeramente distinto a lo habitual, y el objetivo es demostrar que la Acupuntura ayuda a la producción natural del colágeno para mejorar la salud, el tratamiento podría ser exitoso o no para el Motivo de Consulta del voluntario(a), dejando claro que estos resultados solo darán información demostrativa para la tesis que se está desarrollando, sin que se ponga en duda la eficacia y efectividad de la Medicina Tradicional China, con sus métodos y protocolos ya conocidos en el tratamiento de las alteraciones de salud, desde hace más de 5.000 años.

Yo, ____ titular de la cédula de identidad N° ________________ he leído la información proporcionada o me ha sido leída. He tenido la oportunidad de preguntar sobre ella y se me ha contestado satisfactoriamente las preguntas que he realizado.

Consiento voluntariamente participar en esta investigación como paciente y entiendo que tengo el derecho de retirarme de la investigación en cualquier momento sin que me afecte de ninguna manera.

Fecha: _____/_____/_____

____

Acepto Ser Voluntario(a)

ANEXO 3

Formato De La Historia Clínica General

(Anverso)

Registro de Historia Clínica

Terapeuta: N° ________

C. I. ________

Datos Básicos: Fecha: ________

Apellidos: Nombres: Edad:

Nacido en: el:

Ocupación: Dirección:

Teléfonos: E-mail:

Referido por:

Motivo de Consulta

Desarrollo del Motivo de Consulta

Enfermedad Actual:

Datos Familiares:

Enfermedades sufridas y hospitalizaciones:

Formato De La Historia Clínica General

(Reverso)

Operaciones:

Cirugías plásticas: Tratamiento actual:

Síntomas Locales:

Cabeza, Cara: *Cuello, Garganta:* *Tórax:*

Respiratorio: *Abdomen:* *Digestivo:*

Urinario: *Ginecológico:* *Menstruación:*

Evacuaciones:

Espalda: *Extremidades:* *Piel :*

Otros:

Síntomas Generales:

Apetito: *Deseos de agua:* *Sabores:*

Intolerancia: *Termorregulación:*

Actividad: *Lateralidad:* *Transpiración:*

Sueño: *Sexualidad:*

Síntomas raros:

Otras modalidades:

Tratamientos propuestos en Medicina Tradicional China:

Modelo de Historia Clínica diseñada por la Sifu Soledad Yriza

Formato De La Historia Clínica De Dolor

(Anverso)

Registro de Historia Clínica

Terapeuta: ______________ N°
Medicina Tradicional China
(Tratamiento del Dolor)
C. I. ______________
Fecha: ______________

Datos Básicos:

Apellidos: ______________ Nombres: ______________ Edad: ______________

Nacido en: ______________ el: / /

Ocupación: ______________ Dirección ______________

______________ Teléfono: ______________

E-mail: ______________

Motivo de consulta: ☐ Algia ☐ Parestesia ☐ Tensión ☐ Contractura ☐ Fractura
☐ Dolor ☐ Punzante ☐ Dolor ardiente ☐ Dolor Sordo ☐ Dolor Errante

Localización del Dolor ☐ Tai Yang (ID-V): ☐ Shao Yang (TR-VB) ☐ Yang Ming (IG-E)
☐ Tai Yin (P-BP) ☐ Jue Yin (MC-H) ☐ Shao Yin (C-R)

Irradiación del Dolor: ______________

Cuándo apareció el Dolor: ______________

Concomitantes ______________

Características del Dolor: ☐ Crónico ☐ Agudo ☐ Yang ☐ Yin ☐ Yang en el Yin

Empeoramiento: ☐ Presión ☐ Posición ☐ Diurno ☐ Nocturno ☐ Clima

Mejoría: ☐ Movimiento ☐ Descanso ☐ Medicamentos ☐ Presión ☐ Calor ☐ Frío

Enfermedad Actual: ______________

Operaciones y Hospitalizaciones: ______________

Enfermedades contagiosas y de transmisión sexual ______________

Precaución en: ☐ Diabetes ☐ Marcapasos ☐ Alergias
☐ Várices ☐ Cardiopatías ☐ Hipertensión ☐ Embarazos

Sueño: ______________

Evacuaciones ______________

Formato De La Historia Clínica De Dolor

(Reverso)

Deseos de liquidos y sabores ______________________________

Alimentación ______________________________

Sintomas Mentales (Shen) ______________________________

Automedicación ______________________________

Observaciones del Paciente ______________________________

Diagnóstico Medicina Tradicional China ______________________________

Diagnóstico Alopático ______________________________

Observaciones generales ______________________________

____

____

____

____

____

____

____

____

Modelo de Historia Clinica diseñada por la Dra.Soledad Yriza

ANEXO 4

Cronograma De Tratamientos A Voluntarios

CRONOGRAMA DE ATENCIÓN A VOLUNTARIOS

Semana 1	LUNES 05-sep	MARTES 06-sep	MIERCOLES 07-sep	JUEVES 08-sep	VIERNES 09-sep
8:30 - 9:30		Luisa D'Angelo		Luisa D'Angelo	
9:30 - 10:30		Ernestina/Hector	Paloma	Ernestina/Hector	Paloma
10:30 - 11:30					
11:30 - 12:30					
2:00 - 3:00		Lucía	Rafael	Lucía	Rafael
3:00 - 4:00					
4:00 - 5:00					
5:00 - 6:00	Graciela	Hanadi/Hija	Graciela	Hanadi/Hija	
6:00 - 7:00					
7:00 - 8:00					

Semana 2	12-sep	13-sep	14-sep	15-sep	16-sep
8:30 - 9:30	Martha	Luisa D'Angelo	Martha	Luisa D'Angelo	
9:30 - 10:30	Paloma	Ernestina/Hector	Paloma	Ernestina/Hector	
10:30 - 11:30					
11:30 - 12:30					
2:00 - 3:00	Rafael	Lucía	Rafael	Lucía	
3:00 - 4:00	Mamá Tania		Mamá Tania		
4:00 - 5:00					
5:00 - 6:00	Graciela	Hanadi/Hija	Graciela	Hanadi/Hija	
6:00 - 7:00		Hija Desireé		Hija Desireé	
7:00 - 8:00					

Semana 3	19-sep	20-sep	21-sep	22-sep	23-sep
8:30 - 9:30	Vilma e Hija	Jesús/Martha	Vilma e Hija	Luisa D'Angelo	
9:30 - 10:30	Mamá Mignolia	Paloma	Mamá Mignolia	Jesús/Martha	
10:30 - 11:30			Lucía	Ernestina/Hector	
11:30 - 12:30					
2:00 - 3:00			Rafael	Mamá Tania	
3:00 - 4:00		Pedro Vivas		Pedro Vivas	
4:00 - 5:00			Mamá Tania		
5:00 - 6:00			Graciela	Hanadi/Hija	
6:00 - 7:00		Hija Desireé		Hija Desireé	
7:00 - 8:00					

Semana 4	26-sep	27-sep	28-sep	29-sep	30-sep
8:30 - 9:30	Vilma e Hija	Jesús/Martha	Vilma e Hija	Luisa D'Angelo	
9:30 - 10:30	Mamá Mignolia	Paloma	Mamá Mignolia	Jesús/Martha	
10:30 - 11:30				Ernestina/Hector	
11:30 - 12:30					
2:00 - 3:00		Lucía	Rafael		
3:00 - 4:00		Elvira		Elvira	
4:00 - 5:00			Mamá Tania	Hanadi/Hija	
5:00 - 6:00		Pedro Vivas	Graciela	Pedro Vivas	
6:00 - 7:00		Hija Desireé		Lorenzo	
7:00 - 8:00					

Semana 5	03-oct	04-oct	05-oct	06-oct	07-oct
8:30 - 9:30		Jesús/Martha		Luisa D'Angelo	
9:30 - 10:30		Paloma	Mamá Mignolia	Ernestina/Hector	
10:30 - 11:30				Jesús/Martha	
11:30 - 12:30					
2:00 - 3:00		Lucía	Rafael		
3:00 - 4:00		Elvira	Vilma e Hija	Elvira	
4:00 - 5:00			Mamá Tania	Hanadi/Hija	
5:00 - 6:00			Graciela	Pedro Vivas	
6:00 - 7:00	Carlos Nuñez	Hija Desireé	Carlos Nuñez		
7:00 - 8:00					

Semana 6	10-oct	11-oct	12-oct	13-oct	14-oct
8:30 - 9:30		Jesús/Martha		Luisa D'Angelo	
9:30 - 10:30		Paloma	Vilma e Hija	Ernestina/Hector	
10:30 - 11:30			Mamá Mignolia		
11:30 - 12:30					
2:00 - 3:00		Lucía	Rafael		
3:00 - 4:00		Elvira			
4:00 - 5:00			Mamá Tania	Hanadi/Hija	
5:00 - 6:00			Graciela	Pedro Vivas	
6:00 - 7:00		Hija Desireé	Carlos Nuñez	Lorenzo	Carlos Nuñez
7:00 - 8:00					

Semana 7	17-oct	18-oct	19-oct	20-oct	21-oct
8:30 - 9:30		Jesús/Martha		Luisa D'Angelo	
9:30 - 10:30		Paloma	Mamá Mignolia	Ernestina/Hector	
10:30 - 11:30					
11:30 - 12:30					
2:00 - 3:00		Lucía	Rafael		
3:00 - 4:00		Elvira	Vilma e Hija		
4:00 - 5:00			Mamá Tania	Hanadi/Hija	
5:00 - 6:00			Graciela	Pedro Vivas	
6:00 - 7:00		Hija Desireé	Carlos Nuñez		
7:00 - 8:00					

Semana 8	24-oct	25-oct	26-oct	27-oct	28-oct
8:30 - 9:30		Jesús/Martha		Luisa D'Angelo	
9:30 - 10:30		Paloma		Ernestina/Hector	
10:30 - 11:30					
11:30 - 12:30					
2:00 - 3:00		Lucía	Rafael		
3:00 - 4:00		Elvira	Vilma e Hija		
4:00 - 5:00			Mamá Tania	Hanadi/Hija	
5:00 - 6:00			Graciela	Pedro Vivas	
6:00 - 7:00		Hija Desireé	Carlos Nuñez		
7:00 - 8:00					

Semana 9	31-oct	01-nov	02-nov	03-nov	04-nov
8:30 - 9:30		Jesús		Luisa D'Angelo	
9:30 - 10:30		Paloma		Ernestina/Hector	
10:30 - 11:30					
11:30 - 12:30					
2:00 - 3:00		Lucía	Rafael		
3:00 - 4:00		Elvira	Mamá Tania		
4:00 - 5:00			Vilma e Hija	Hanadi/Hija	
5:00 - 6:00			Graciela	Pedro Vivas	

6:00 - 7:00		Hija Desireé	Carlos Nuñez		
7:00 - 8:00					

Semana 10	07-nov	08-nov	09-nov	10-nov	11-nov
8:30 - 9:30		Jesús			
9:30 - 10:30					
10:30 - 11:30					
11:30 - 12:30					
2:00 - 3:00					
3:00 - 4:00		Elvira	Mamá Tania		
4:00 - 5:00			Vilma e Hija		
5:00 - 6:00				Pedro Vivas	
6:00 - 7:00		Hija Desireé	Carlos Nuñez		
7:00 - 8:00					

Semana 11	14-nov	15-nov	16-nov	17-nov	18-nov
8:30 - 9:30					
9:30 - 10:30					
10:30 - 11:30					
11:30 - 12:30					
2:00 - 3:00					
3:00 - 4:00		Elvira			
4:00 - 5:00		Vilma e Hija			
5:00 - 6:00	Carlos Nuñez	Pedro Vivas			
6:00 - 7:00					
7:00 - 8:00					

Semana 12	21-nov	22-nov	23-nov	24-nov	25-nov
8:30 - 9:30					
9:30 - 10:30					
10:30 - 11:30					
11:30 - 12:30					
2:00 - 3:00					
3:00 - 4:00					
4:00 - 5:00		Elvira			
5:00 - 6:00					
6:00 - 7:00			Carlos Nuñez		
7:00 - 8:00					

Semana 13	28-nov	29-nov	30-nov	01-dic	02-dic
8:30 - 9:30					
9:30 - 10:30					
10:30 - 11:30					
11:30 - 12:30					
2:00 - 3:00					
3:00 - 4:00					
4:00 - 5:00					
5:00 - 6:00					
6:00 - 7:00			Carlos Nuñez		
7:00 - 8:00					

Leyenda:

	No Disponible
	Evaluación Cuántica
	Regulación Energética
	Disponible
Nombre	Aplicación de tratamiento

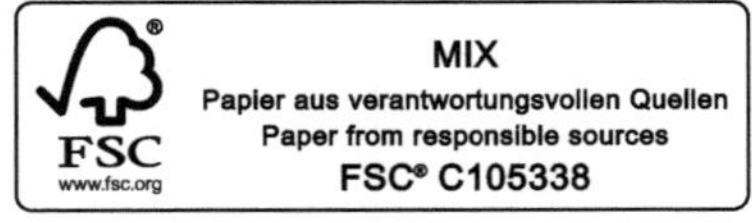

Printed by Books on Demand GmbH, Norderstedt / Germany